プレ

その不調、すべて
女性ホルモンの減少が原因かも!

更年期1年生

産婦人科医師・医学博士
対馬ルリ子

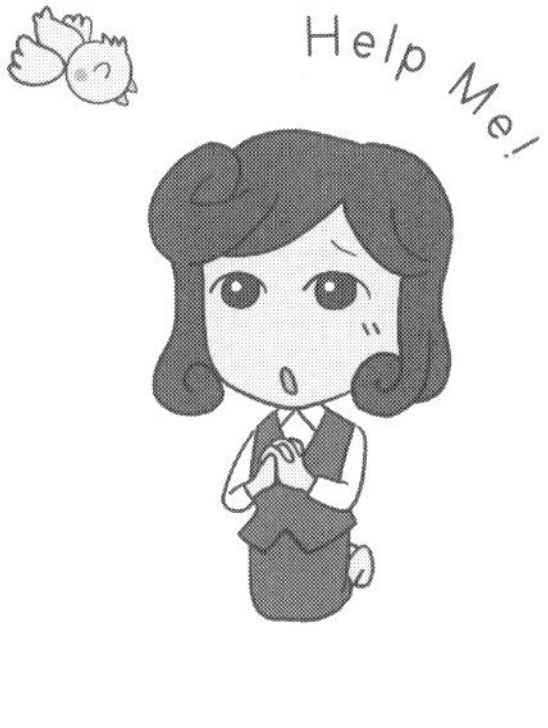

つちや書店

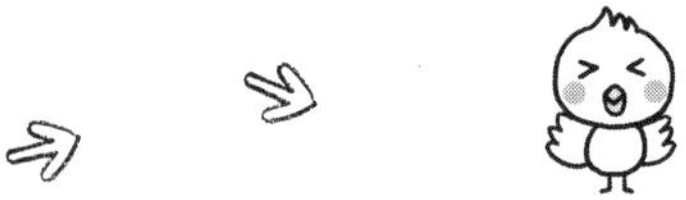

はじめに

「守りのホルモン」と呼ばれる女性ホルモンが減少し始める〝プレ更年期〟から、めまい、不眠、イライラ、皮膚の乾燥など、さまざまな不調が現れてくる女性が増えてきます。これらの不調は女性ホルモンの減少によるもので、更年期診断が可能な病院でなければ快方しないのに、仕事を辞めてしまったり、人生をエンジョイできなくなったりする女性を、これまで産婦人科医としてたくさん見てきました。「人生１００年時代」の今、そういった選択をするのは本当にもったいない！　50歳の方なら、残りの人生はまだ50年あります。女性ホルモンに翻弄される人生にしないでください。女性ホルモンはコントロールできる、ということをぜひ知ってほしいです。

　女性の社会進出があたり前になった現在、女性に求められる役割は多岐にわたります。プレ更年期世代の40代は特に大変です。家庭では子どもを育てる母親であり、家を守る妻であり、親の介護者である一方、社会的には仕事をし活躍する

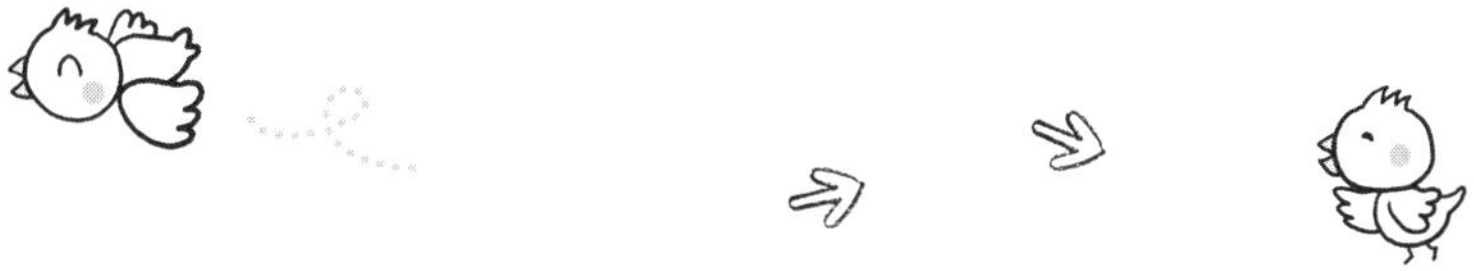

ことが期待されます。そんな状況にもかかわらず、女性ホルモンの減少から自分の体調がゆらゆらするため、しんどさは増すばかりです。このしんどい時期に「気持ちの問題だから」とただ耐えている女性がいまだに多くいますが、我慢では解決できません。自分の体や心の声にしっかりと耳を傾け、自分の状態を知り、どう予防・対処するべきか、正しい知識を身につけてほしいと思います。

本書では、不調を感じ始めたプレ更年期から始められる対処法をわかりやすく紹介しています。ぜひ、ご自身の生活に役立てて、より生き生きとした毎日をデザインしてほしいです。

私は昨年、還暦を迎えましたが、仕事を辞めずに続けてきたよかったと、今、強く感じています。子育てと仕事の両立に悩んだときも、更年期の不調で心身ともにしんどく、仕事が思うように進まない時期もありました。でも、女性ホルモンを使いこなして続けたからこそ、経験という財産が残っています。

同じ女性として、これからもますます健康で豊かな人生にしていきましょう。

対馬ルリ子

あの不調やこの不調……ひょっとしてプレ更年期!?

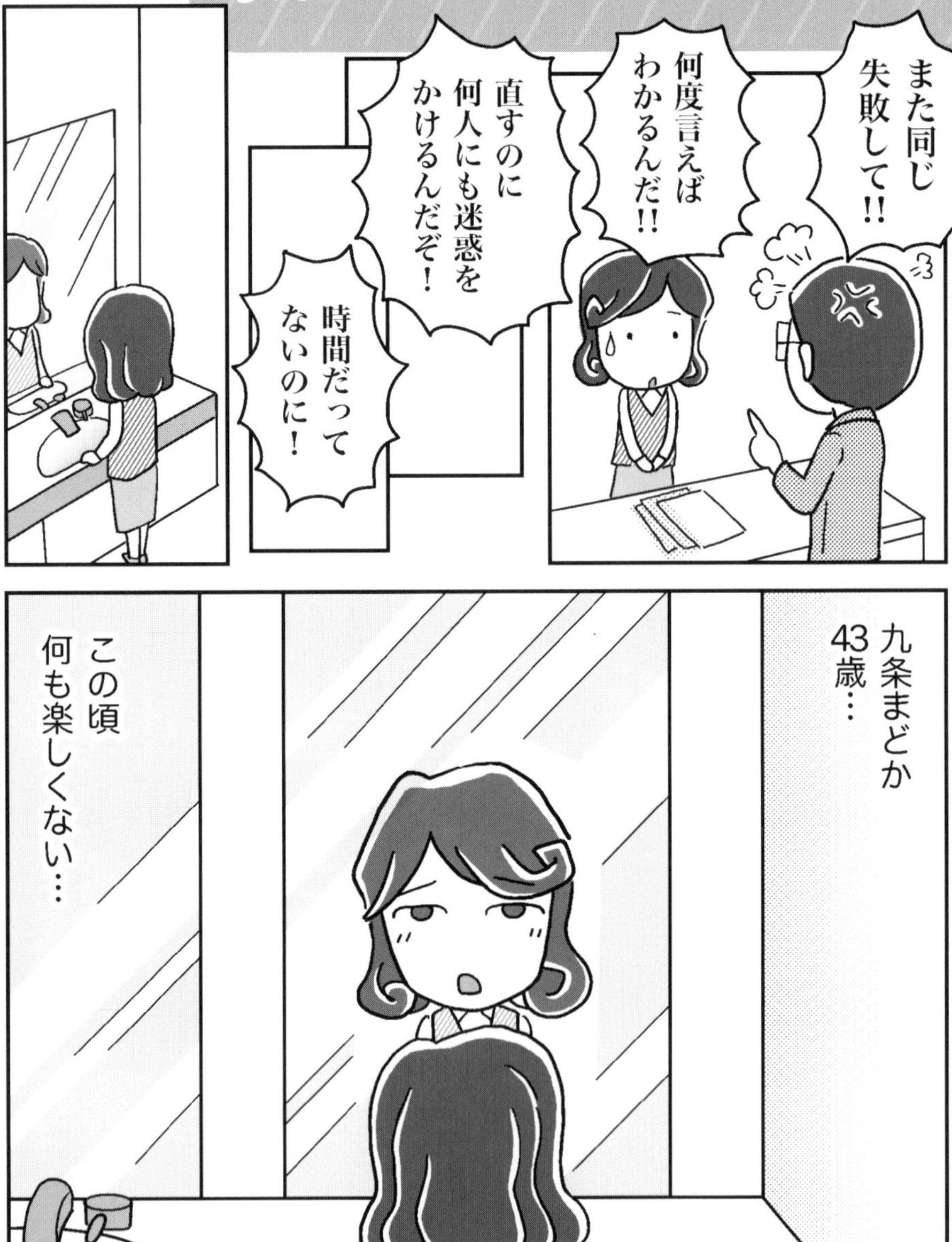
また同じ失敗して!!
何度言えばわかるんだ!!
直すのに何人にも迷惑をかけるんだぞ!
時間だってないのに!
九条まどか43歳…
この頃何も楽しくない…

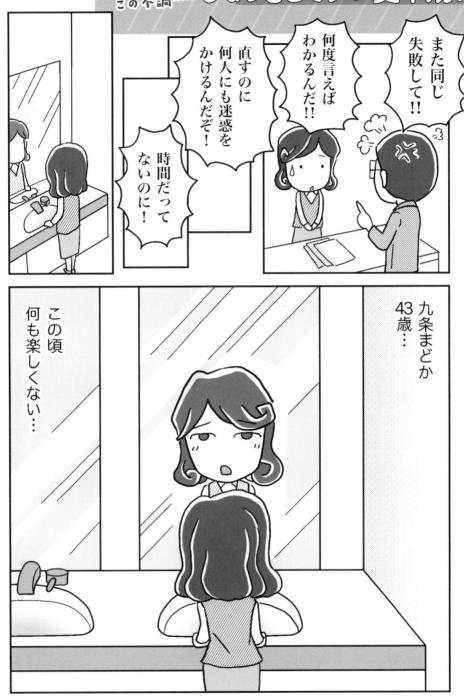

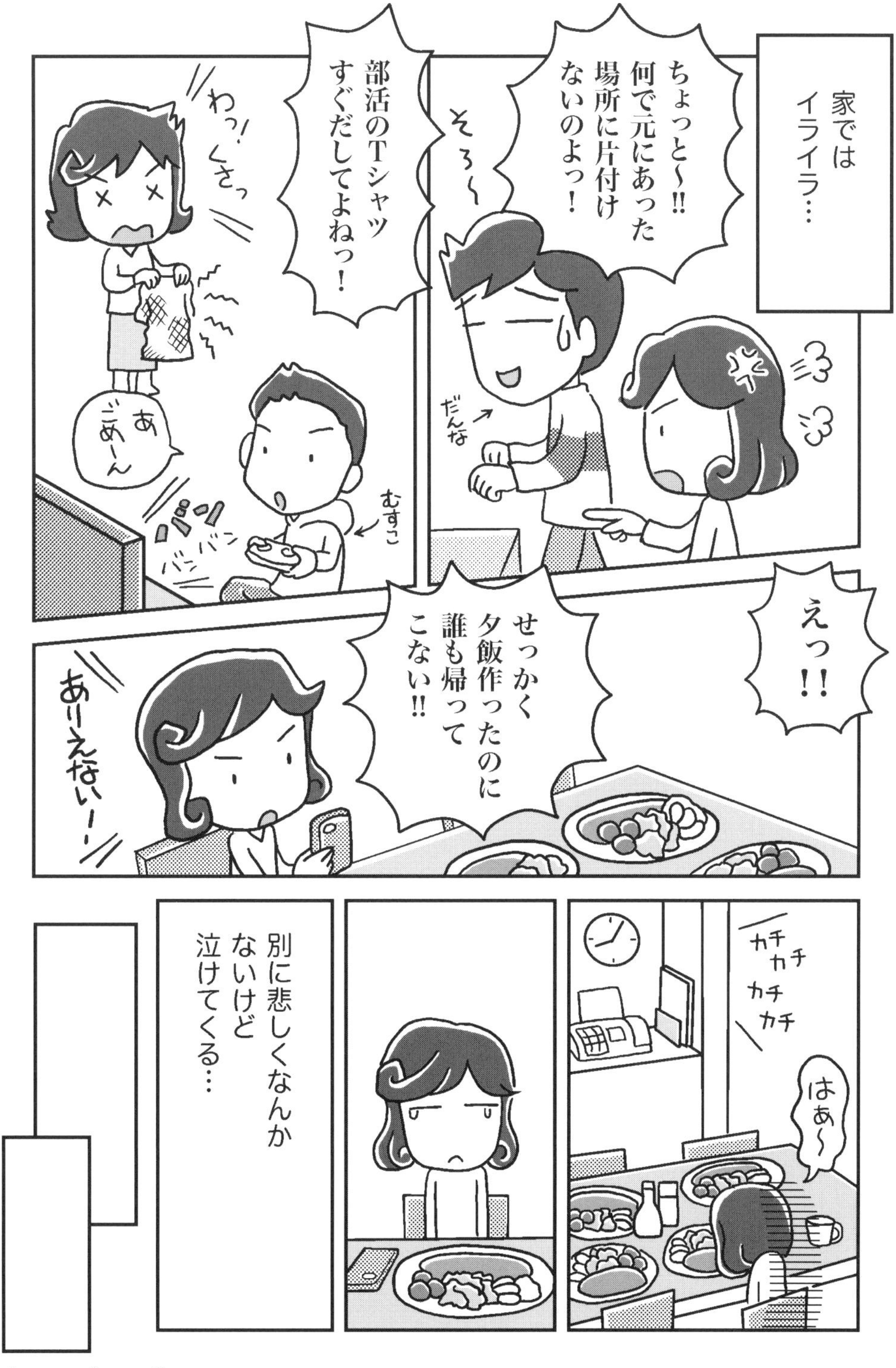
家では
イライラ…
ちょっと〜!!何で元にあった場所に片付けないのよっ！
そろ〜
だんな
部活のTシャツすぐだしてよねっ！
わっ! くさっ
あ ごめ〜ん
バン バン バン
むすこ
えっ!!
せっかく夕飯作ったのに誰も帰ってこない!!
ありえない!!
カチ カチ カチ カチ
はぁ〜
別に悲しくなんかないけど泣けてくる…

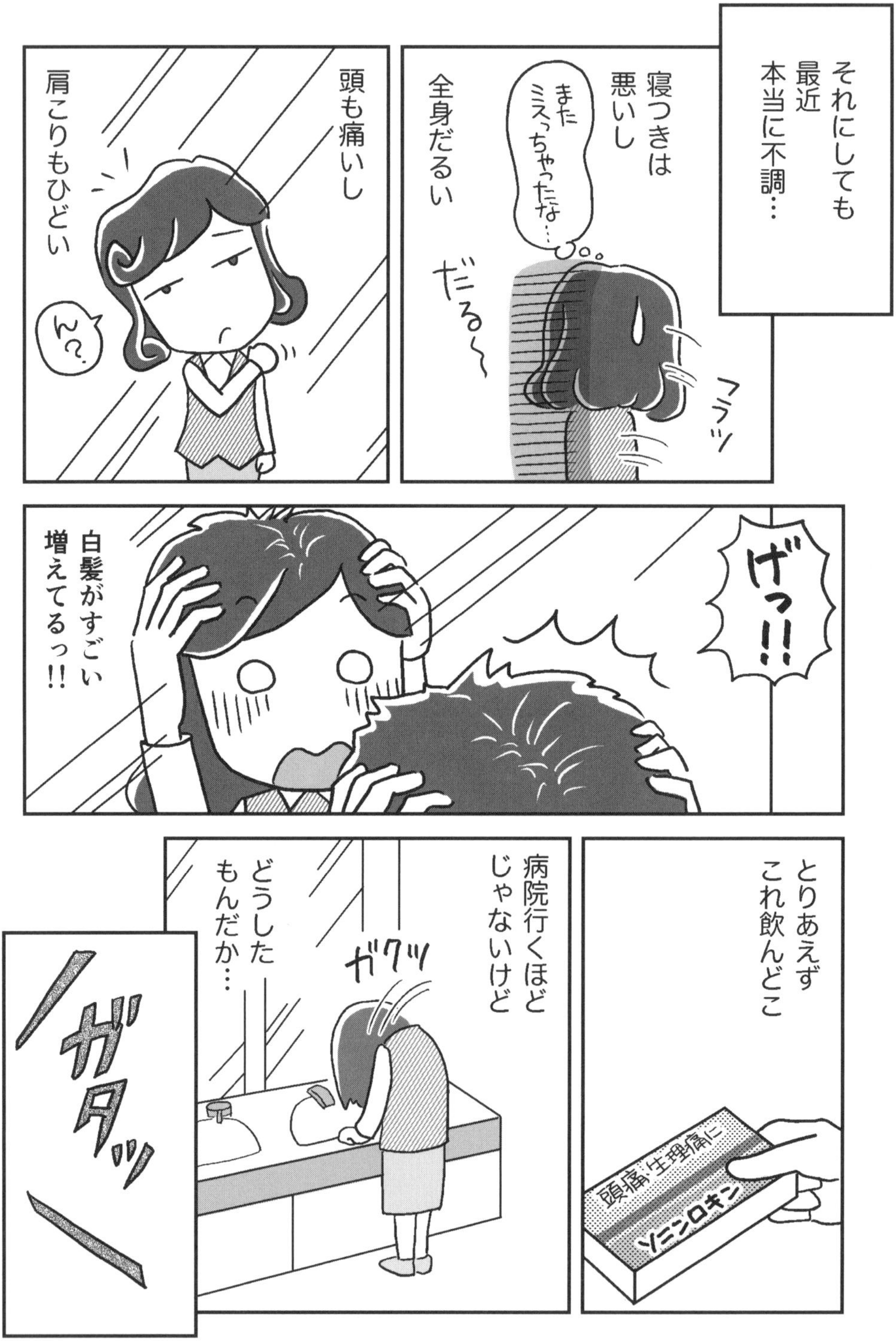
それにしても最近本当に不調…
寝つきは悪いし
またミスっちゃったな…
全身だるい
だる〜
フラッ
頭も痛いし
肩こりもひどい
ん？
げっ!!
白髪がすごい増えてるっ!!
とりあえずこれ飲んどこ
頭痛・生理痛に
ソニンロキン
病院行くほどじゃないけど
どうしたもんだか…
ガクッ
ガタッ

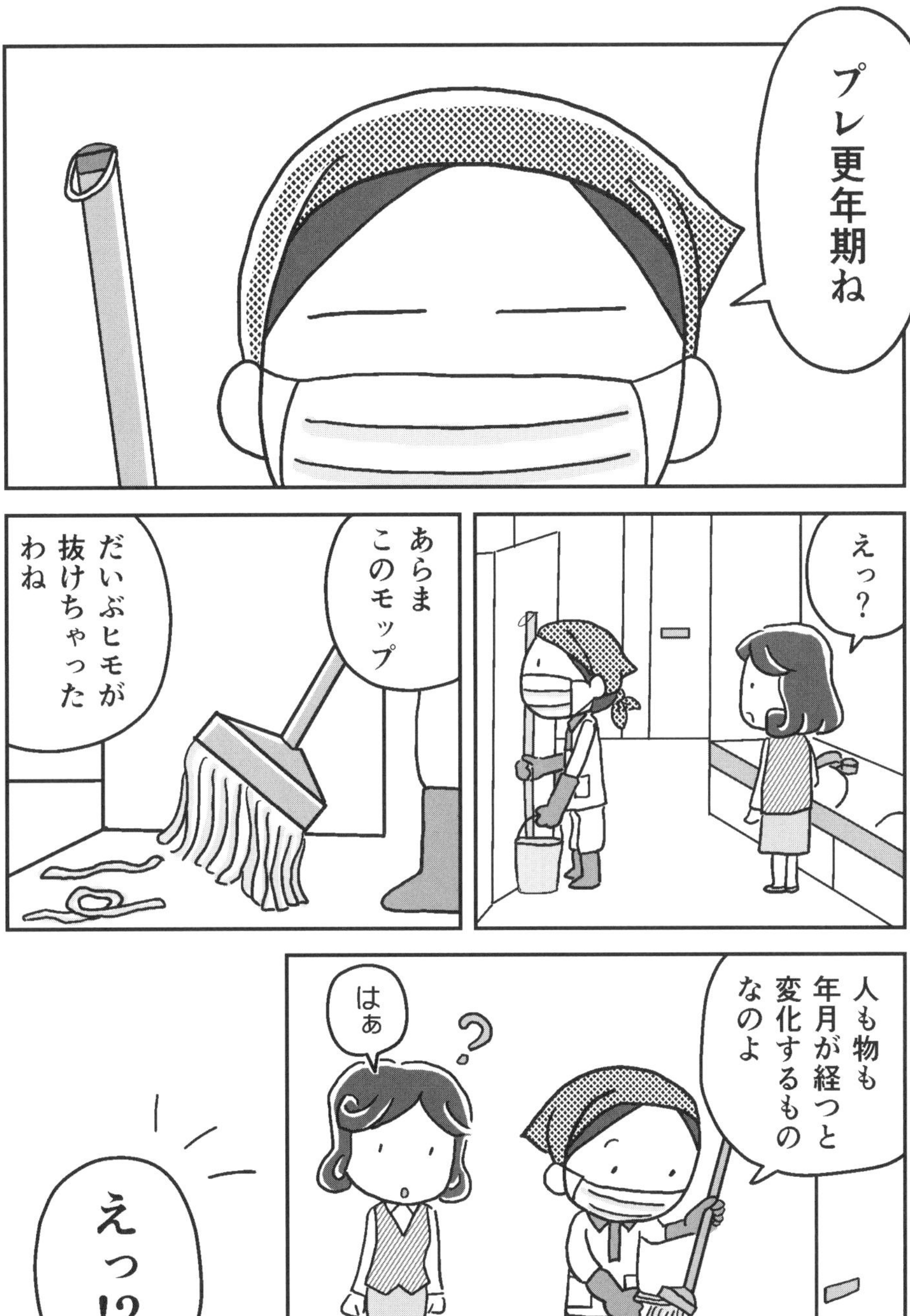
プレ更年期ね
えっ?
あらま このモップ
だいぶヒモが抜けちゃったわね
人も物も年月が経つと変化するものなのよ
はぁ
えっ!?

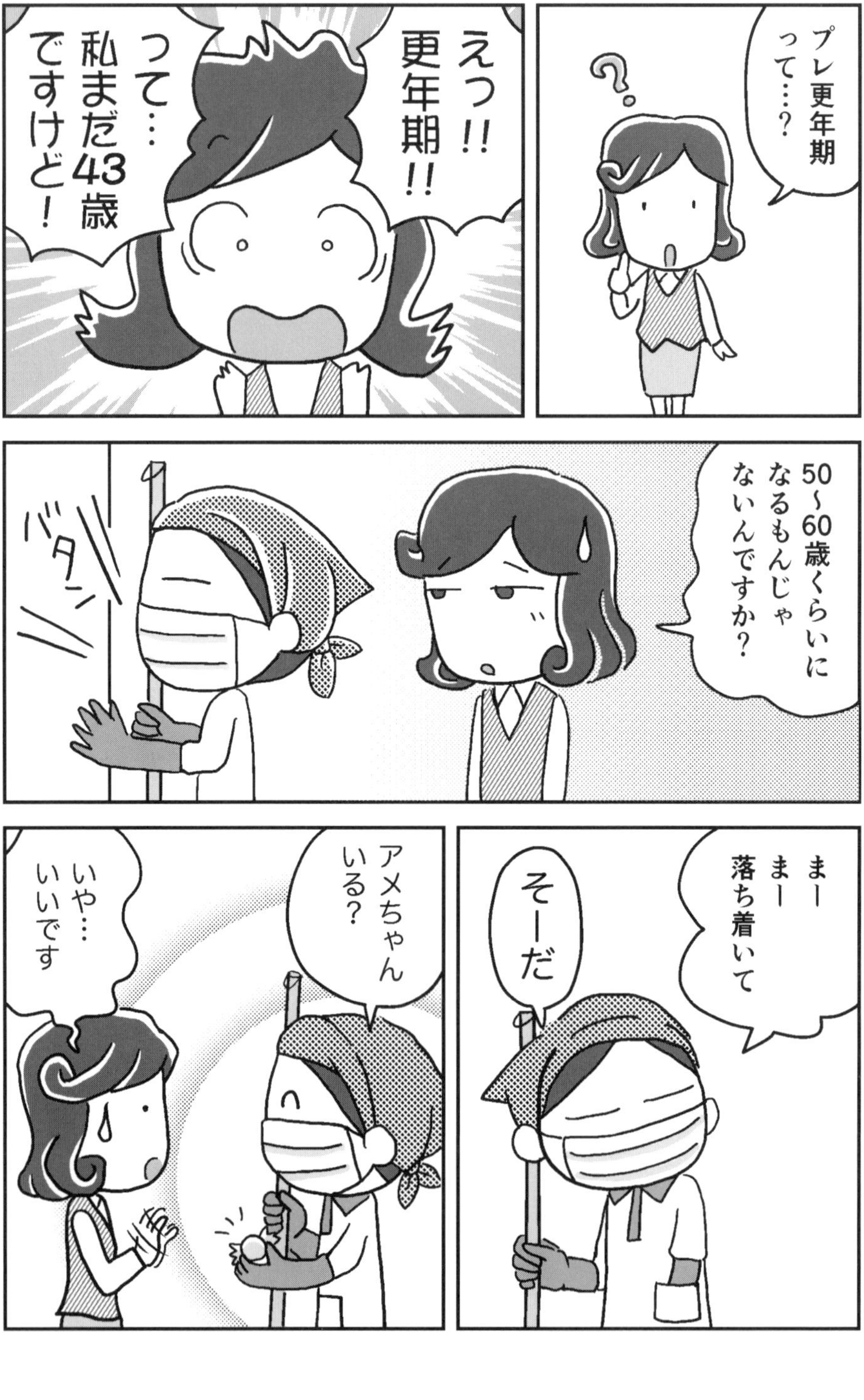

プレ更年期って…?
えっ!!更年期!!
って…私まだ43歳ですけど!
50〜60歳くらいになるもんじゃないんですか?
バタン
まーまー落ち着いて
そーだ
アメちゃんいる?
いや…いいです

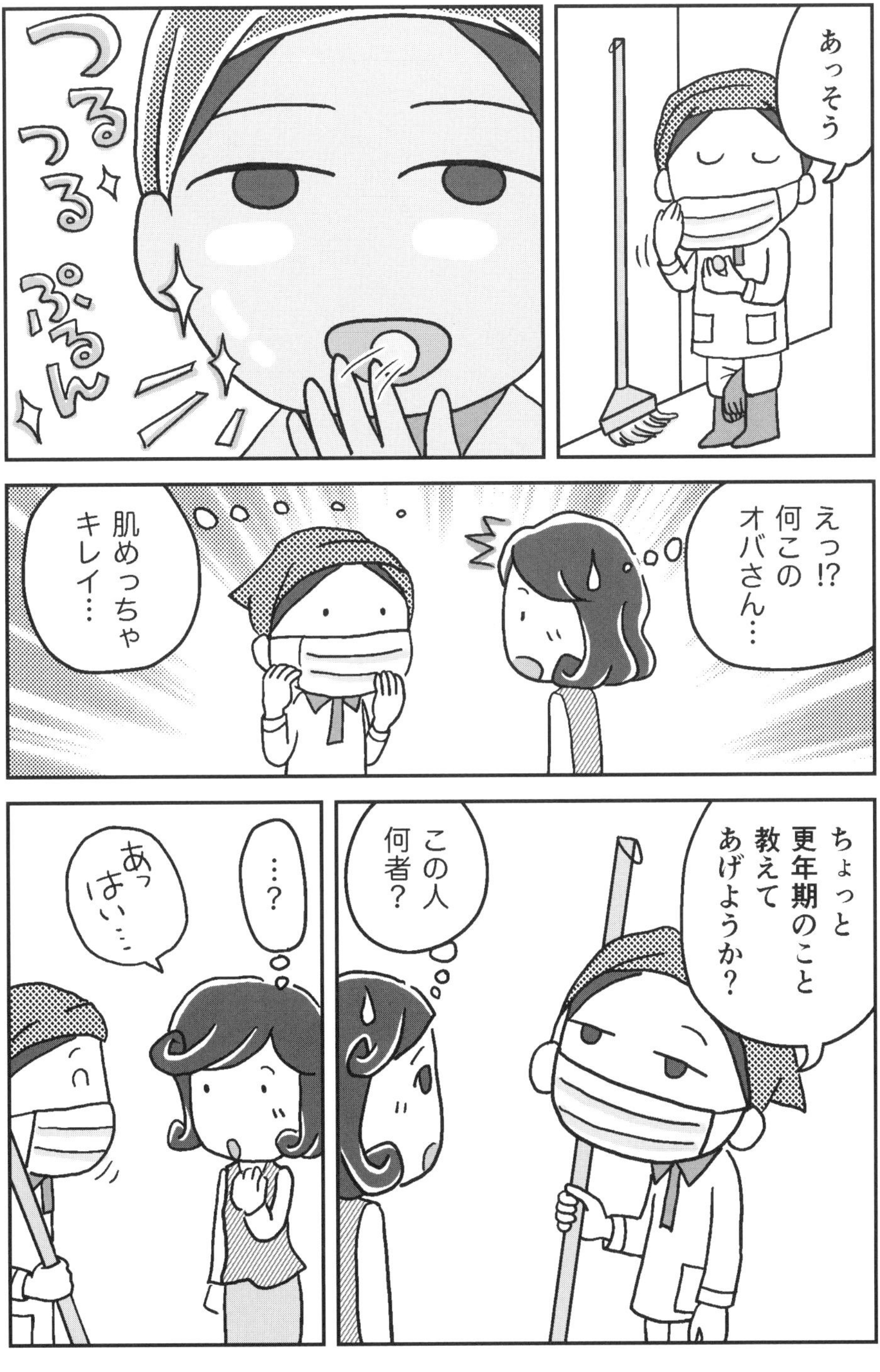
あっそう
つるつる
ぷるん
えっ!? 何このオバさん…
肌めっちゃキレイ…
ちょっと更年期のこと教えてあげようか?
この人何者?
…?
あっはい…

その不調、すべてホルモンの減少が原因かも！

プレ更年期1年生 目次

PART 4 更年期治療最前線

PART 5 つらい更年期症状はこうして対処！

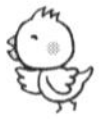

本書のデータや見解は、2019年6月現在のものです。

この本の登場人物

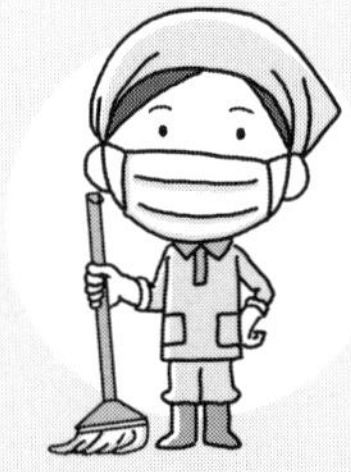

ヨシコさん
（推定60歳）

まどかの勤める会社のあるビルで、清掃員として働く女性。なぜか、女性ホルモンや更年期に詳しい。よく見ると、肌や髪の毛がとてもきれいな美魔女。

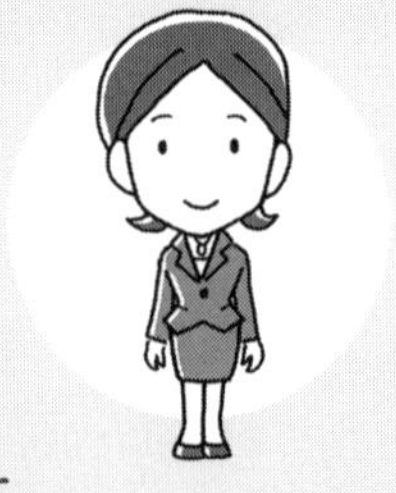

青木かなえ（51歳）

まどかの会社の上司。総合職では初めての女性課長で、部下からの信頼も厚い。バツイチ、子どもなし。

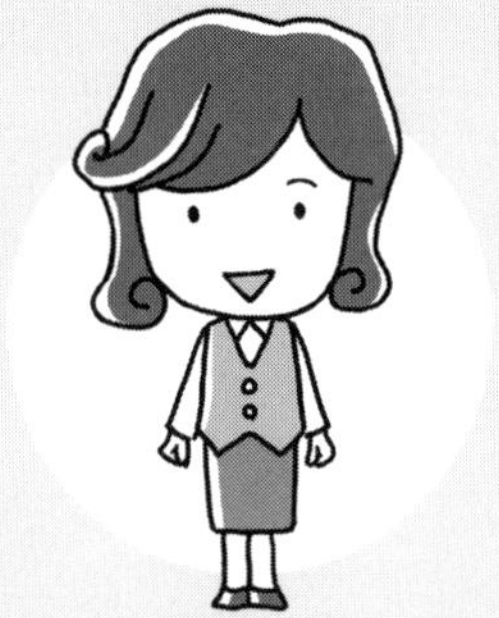

九条まどか（43歳）

部品メーカーの事務職。同い年の夫との間に中学3年生の長女と中学1年生の長男がいる。ここ最近、仕事のミスが続き、イライラや落ち込みが激しい。好物はナタデココ。

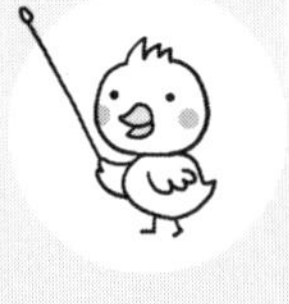

ピースケ

ヨシコが飼うインコ。ヨシコの頭の上かポケットの中にいることが多い。人間と会話ができる。

PART 1

更年期ってなに？

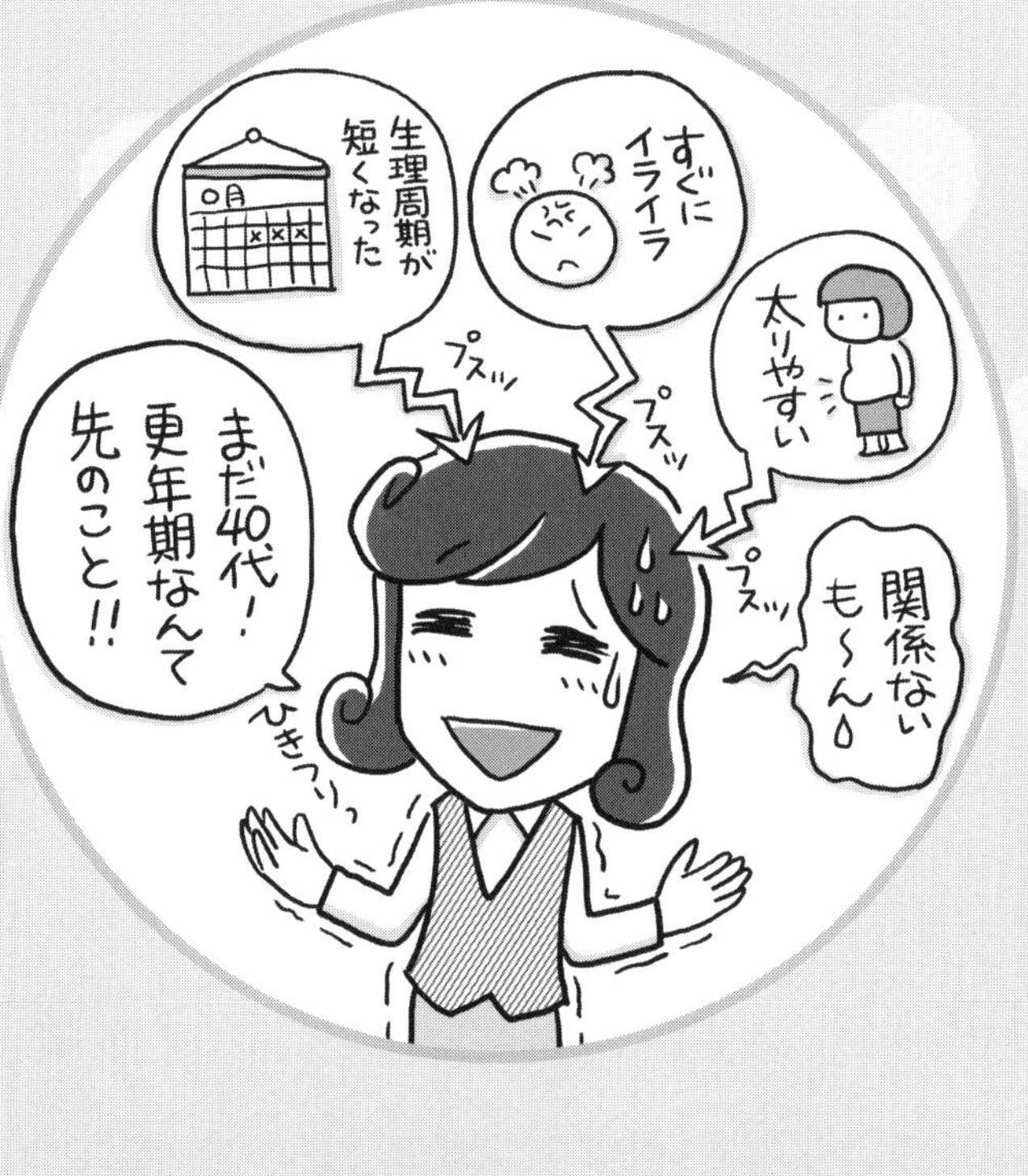

あの不調やこの不調……女性ホルモンが減っているせい!?

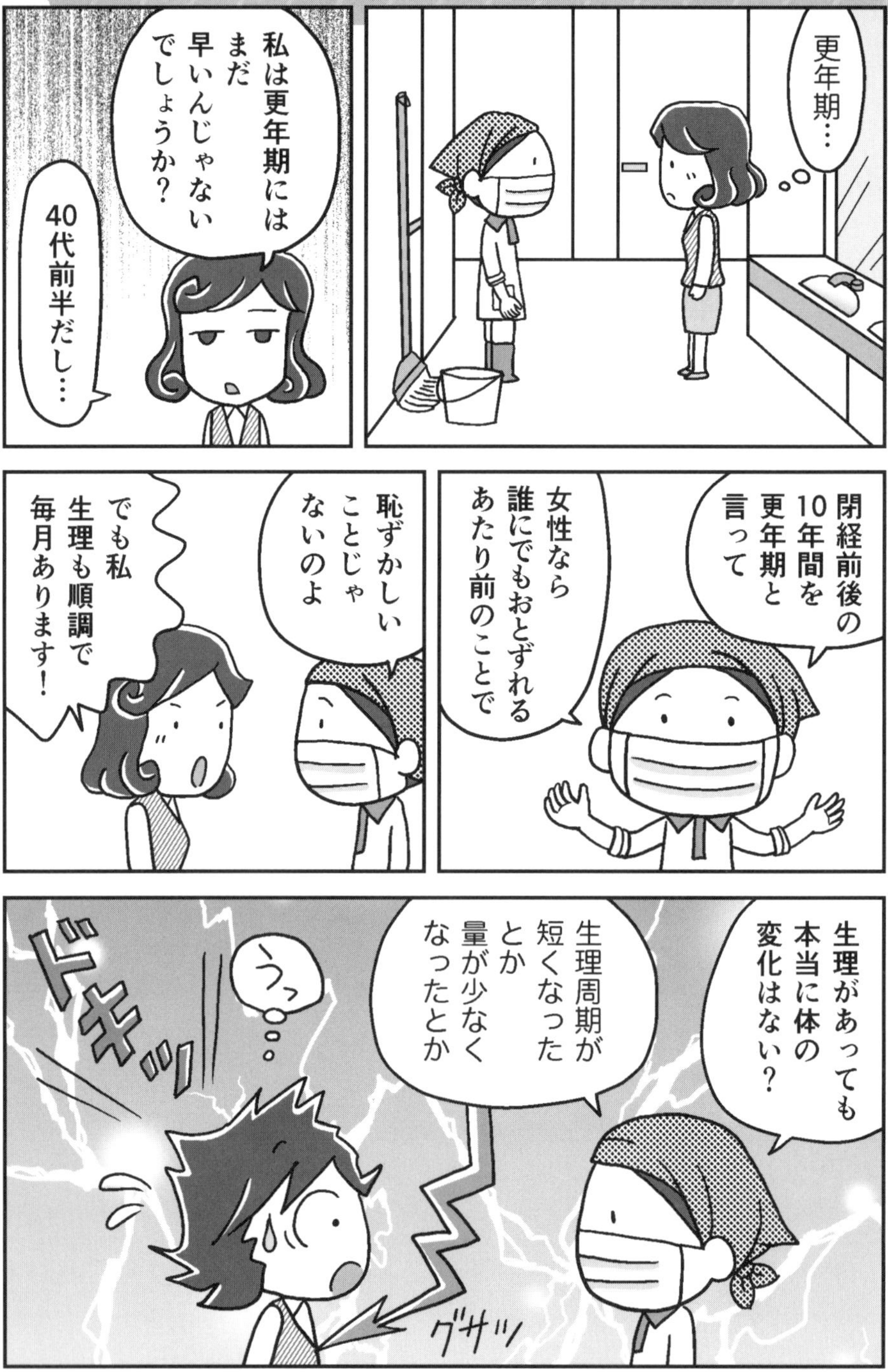

更年期…
私は更年期にはまだ早いんじゃないでしょうか?
40代前半だし…
閉経前後の10年間を更年期と言って
女性なら誰にでもおとずれるあたり前のことで
恥ずかしいことじゃないのよ
でも私生理も順調で毎月あります!
生理があっても本当に体の変化はない?
生理周期が短くなったとか量が少なくなったとか
うっ
ドキッ
グサッ

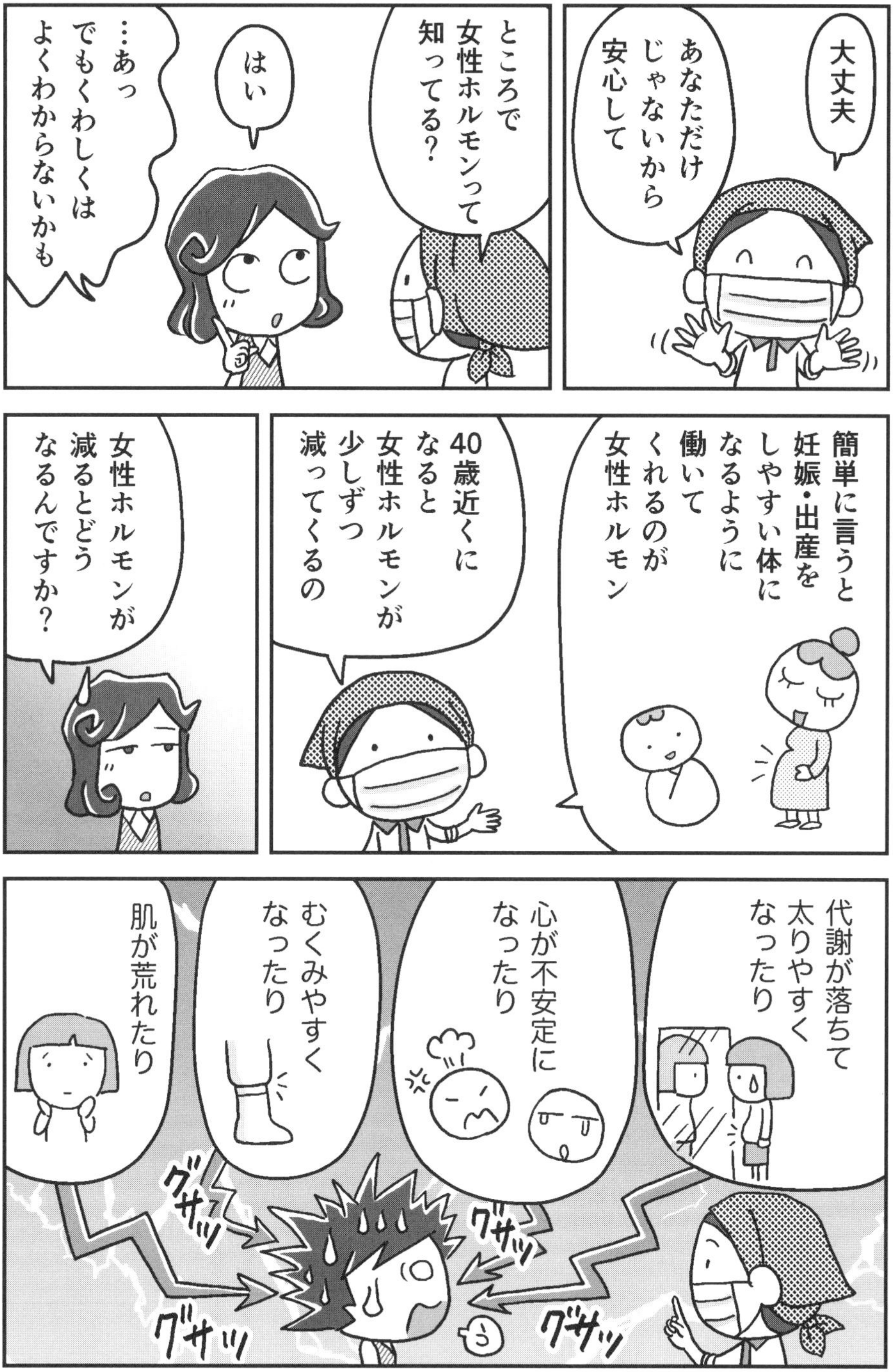
大丈夫
あなただけじゃないから安心して
ところで女性ホルモンって知ってる？
はい
…あっでもくわしくはよくわからないかも
簡単に言うと妊娠・出産をしやすい体になるように働いてくれるのが女性ホルモン
40歳近くになると女性ホルモンが少しずつ減ってくるの
女性ホルモンが減るとどうなるんですか？
代謝が落ちて太りやすくなったり
心が不安定になったり
むくみやすくなったり
肌が荒れたり
グサッ
グサッ
グサッ
グサッ

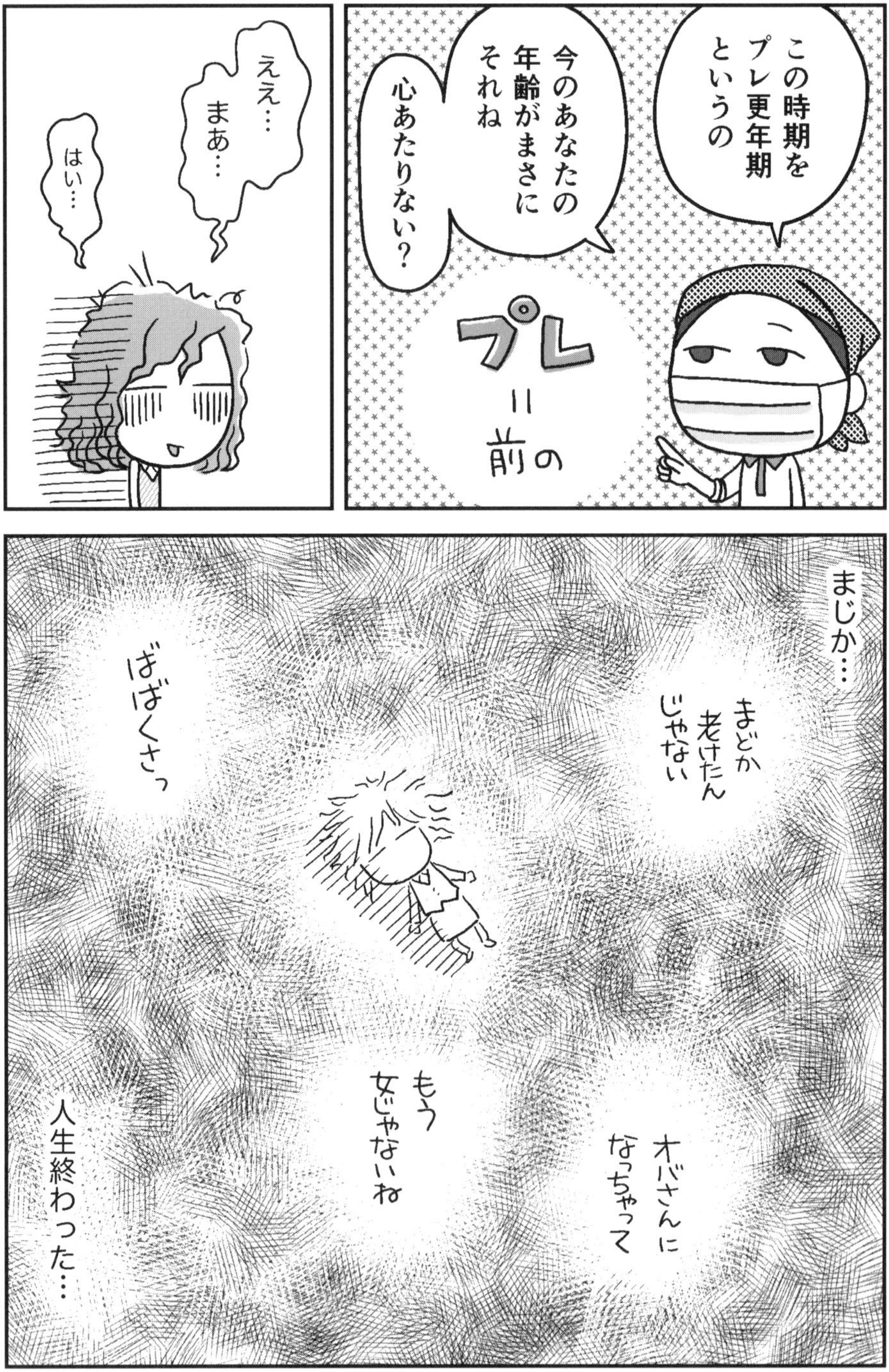
この時期を
プレ更年期
というの
今のあなたの
年齢がまさに
それね
心あたりない？
プレ＝前の
ええ…
まあ…
はい…
まじか…
まどか
老けたん
じゃない
ばばくさっ
オバさんに
なっちゃって
もう
女じゃないね
人生終わった…

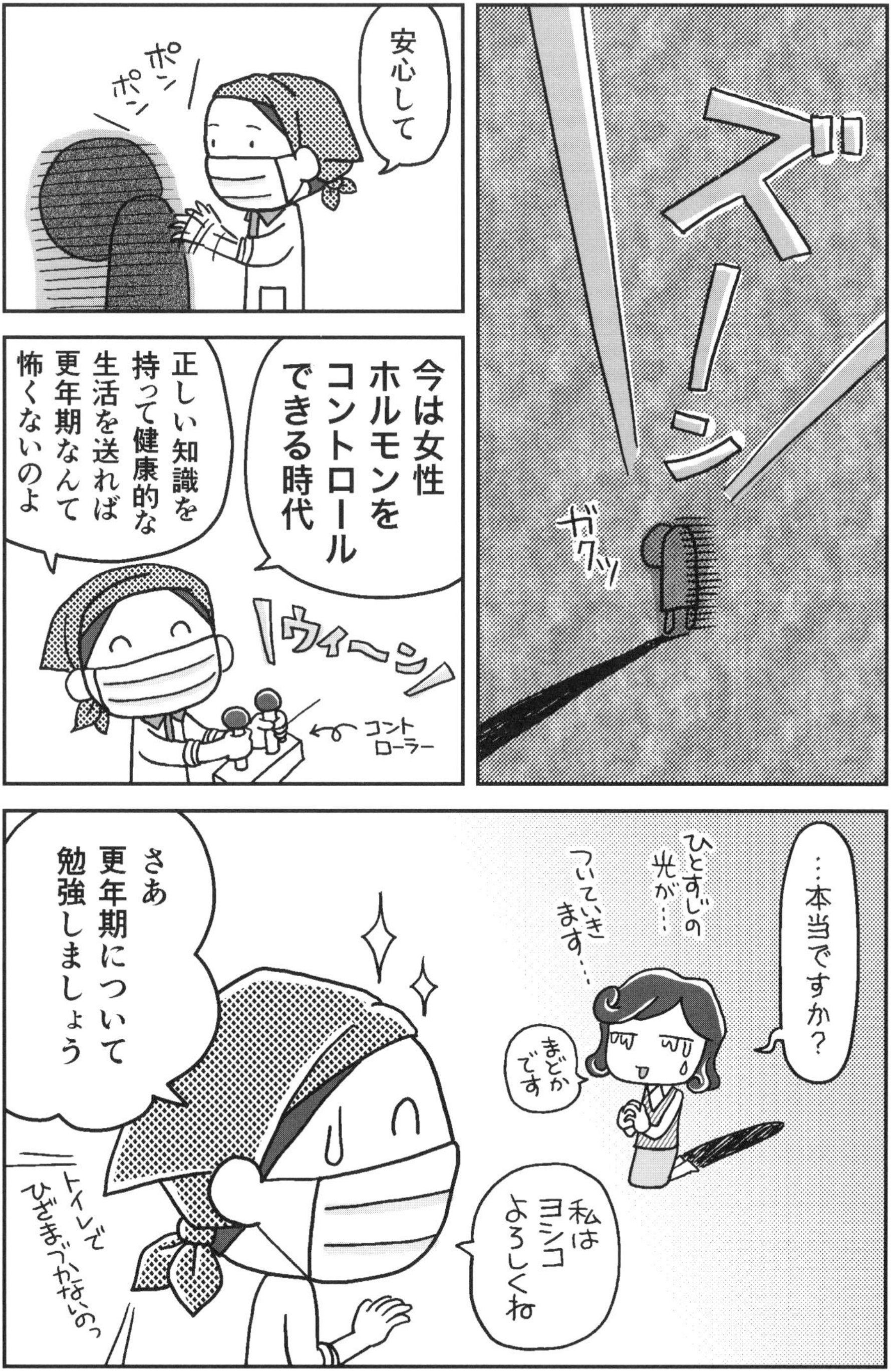
ズーン
ガクッ
安心して
ポン
ポン
今は女性ホルモンをコントロールできる時代
正しい知識を持って健康的な生活を送れば更年期なんて怖くないのよ
ウィ〜ン
コントローラー
…本当ですか？
ひとすじの光が…
ついていきます…
まどかです
私はヨシコよろしくね
さあ更年期について勉強しましょう
トイレでひざまづかないのっ

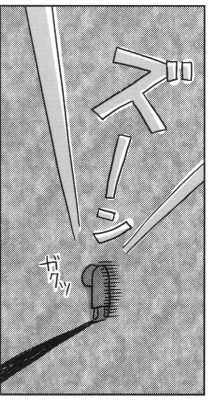

01

更年期と女性ホルモンの密接な関係

不調は女性ホルモンの減少が原因

更年期と女性ホルモンは、互いにとても影響しあう密接な関係にあります。一生を通じて重要な働きをする女性ホルモンは「守りのホルモン」と呼ばれ、女性が無事に妊娠・出産できるよう、抵抗力のある体づくりに役立つもので、妊娠・出産適齢期の20～30代にホルモン分泌のピークを迎えます。

女性ホルモンの分泌は10歳頃（体格でいうと身長約145㎝、体重約40㎏）から始まります。分泌のピークは20～30代で、30代後半になると徐々に減少、40代で急激に分泌量が減り、閉経後には分泌がゼロになります。平均的な閉経時期は50歳頃で、その前後10年間を「更年期」、更年期の前段階で女性ホルモンが減少し始める時期を「プレ更年期」と呼びます。

女性ホルモンの分泌がゼロになる更年期には、この守りの力も消滅するため、これまで女性ホルモンのおかげで抑えられていた不調が表面化してしまうのです。

【女性の一生とホルモンサイクル】

月経が始まる思春期から成熟期を経て、女性ホルモンが急激に減少するのが更年期。その減少による影響は30代後半〜40代前半のプレ更年期から感じられ始めます。

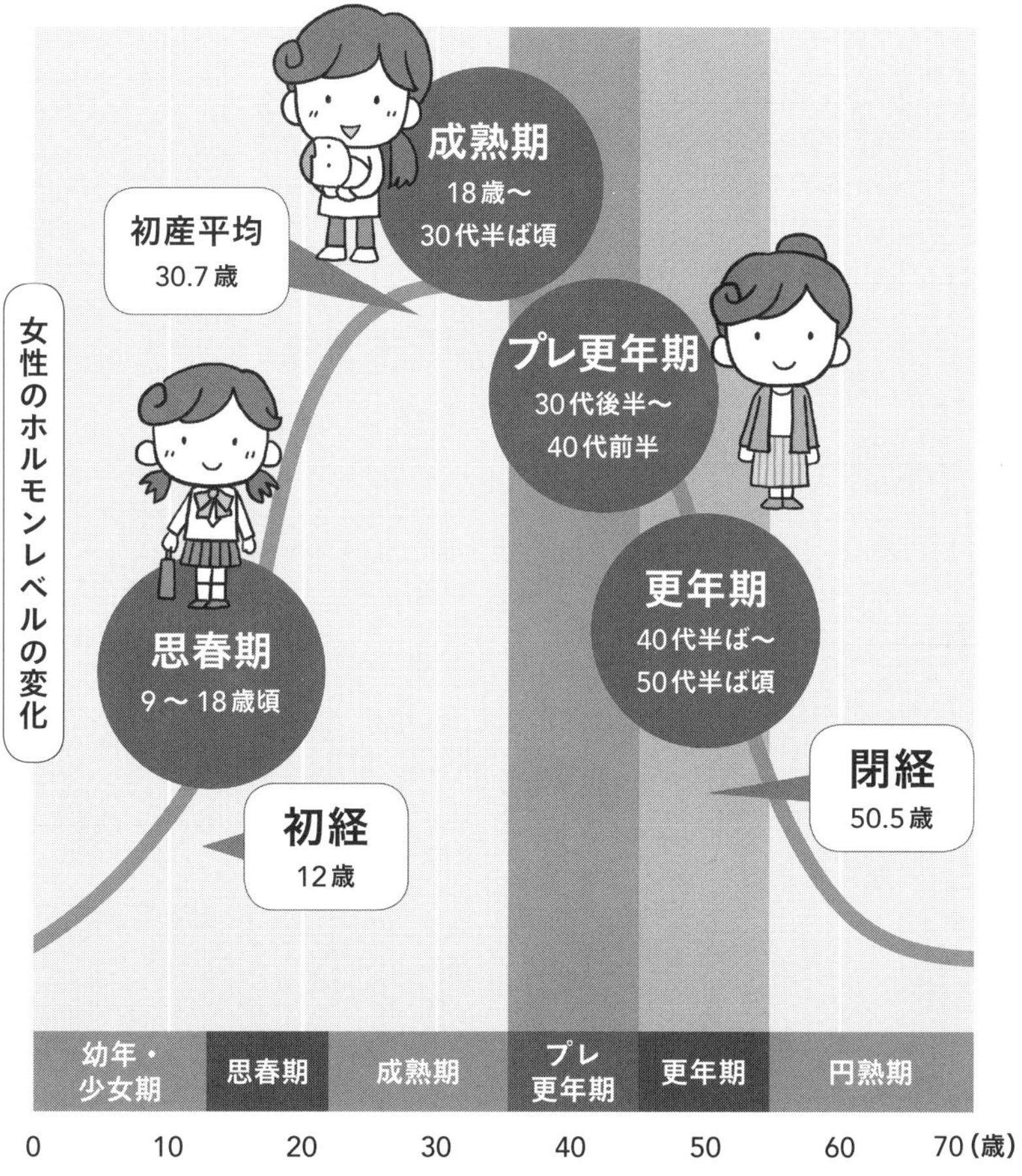

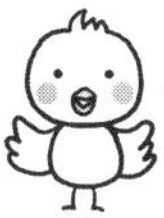

今や女性の平均寿命は87歳！　閉経後の人生もすこやかに過ごすために、更年期は楽しく乗り切りたいね。

02

女性ホルモンとは？

妊娠のために協力しあう2つのホルモン

女性ホルモンには、「エストロゲン（卵胞ホルモン）」と、「プロゲステロン（黄体ホルモン）」の2種類があります。「美容ホルモン」とも呼ばれる**エストロゲンは、女性らしい体をつくるためのホルモン**で、毎月、月経終了時から分泌が増え、排卵前にピークを迎えます。

一方、**子宮内膜をやわらかくして受精卵の着床を助けるプロゲステロン**は、「妊娠サポートホルモン」とも呼ばれますが、排卵期から分泌量が増え、黄体期にピークになった後、分泌を減らして内膜をはがし、月経が始まります。妊娠すると、プロゲステロンの分泌はその後も続きます。

女性ホルモンの分泌変動（月経周期）

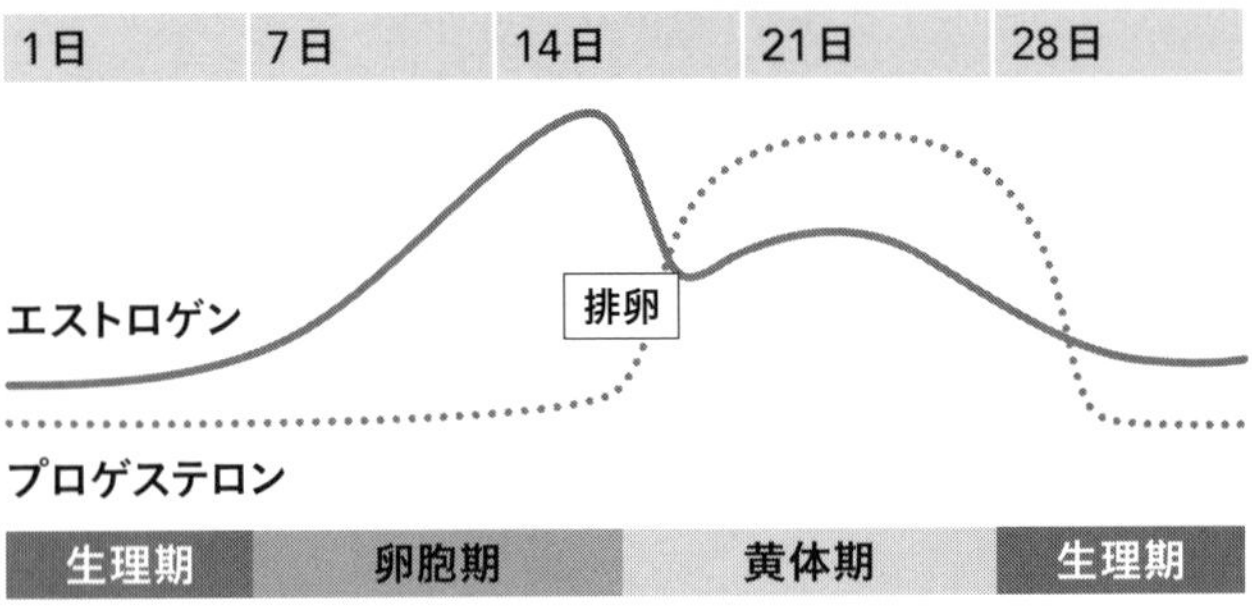

【女性ホルモンが体に与える影響】

エストロゲン（卵胞ホルモン）　別名　美容ホルモン

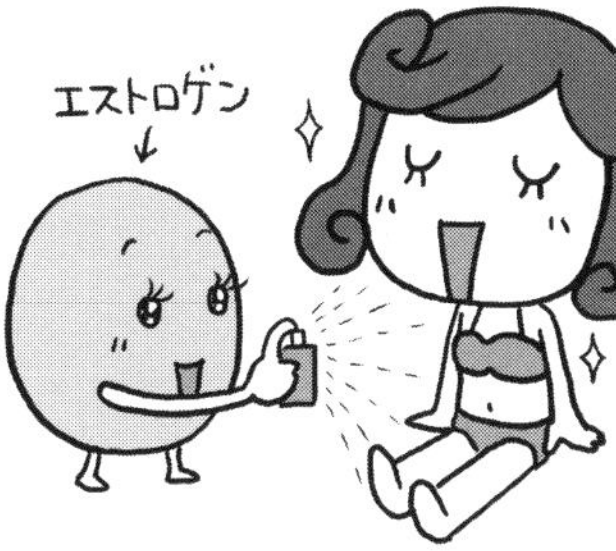

- 潤いのある肌、髪をつくる
- 女性らしい体をつくる
- 気持ちを明るくし、精神を安定させる
- 血管を丈夫にする
- コレステロールを減らす
- 骨量を維持する
- 物忘れを防止する

プロゲステロン（黄体ホルモン）　別名　妊娠サポートホルモン

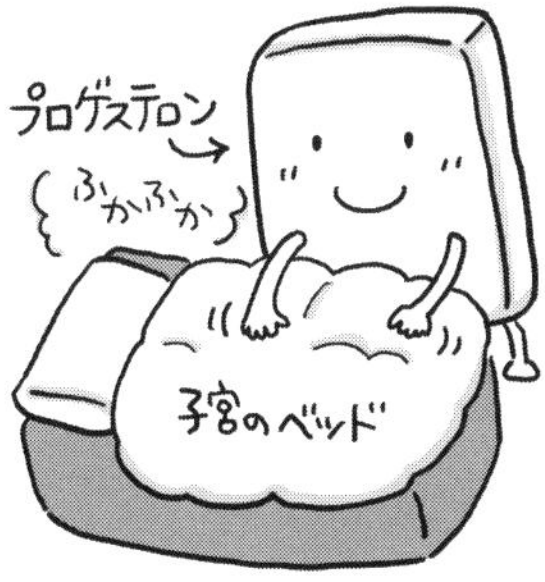

- 子宮や乳腺の働きを調整して、妊娠に備える体づくりをする
- 食欲が増進する
- 水分量を調整する
- 体温を上昇させる
- 皮膚のメラニン色素の働きを活発化させる

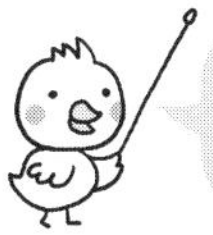

それぞれの女性ホルモンが減少すると、
効果とは逆の症状が現れてしまうよ。

03

ホルモン管理は脳の仕事

脳が指令をだして卵巣から分泌される

女性ホルモンはコンスタントに分泌されているわけではなく、脳で常にコントロールされています。脳の「視床下部」が排卵に向けて指令をだすと、下垂体から「卵胞刺激ホルモン（FSH）」と「黄体形成ホルモン（LH）」が卵巣を刺激。すると、卵巣から女性ホルモンのエストロゲンとプロゲステロンが分泌され、子宮に内膜や栄養をためたり、剥がして捨てたり（＝月経）するのです。エストロゲンが女性らしい美しい体や皮膚をキープする一方、排卵後に妊娠を助けるため一時的に分泌されるのがプロゲステロンです。**この女性ホルモンの分泌は年齢とともに減少し、更年期を迎えると分泌がゼロ**となります。**この急激な女性ホルモン減少の過程で起こる不調が「更年期障害」**と呼ばれる症状です。

ちなみに、思春期から閉経まで一生に分泌される女性ホルモンの量はどれくらいだと思いますか？　なんと、たったのティースプーン1杯ほどという少なさです。

【2つの女性ホルモンの流れ】

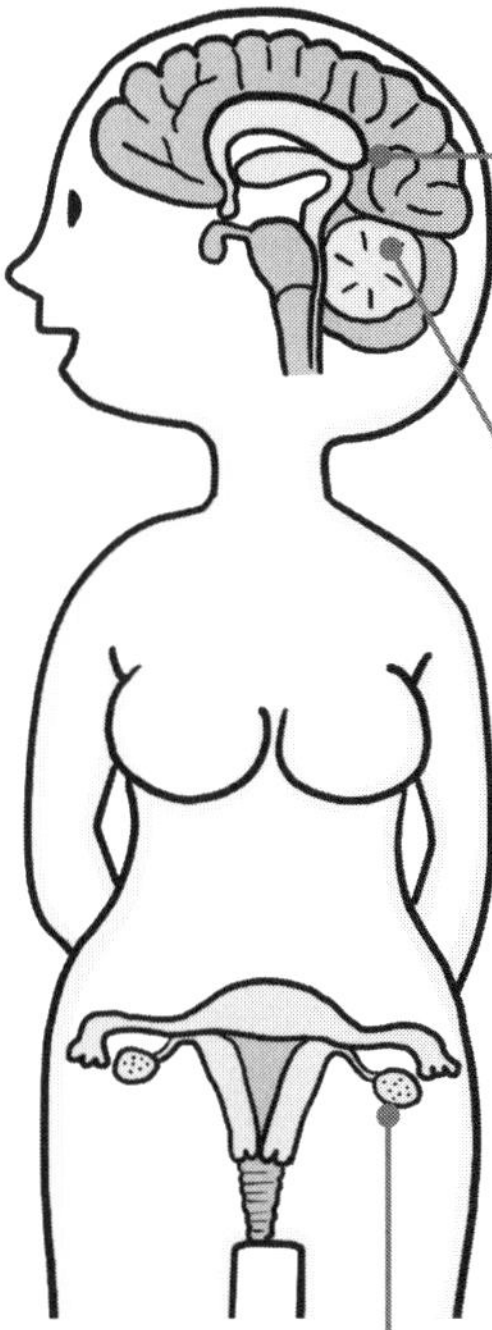

視床下部

ホルモンのコントロールと、自律神経の管理。

下垂体

視床下部の指令を受けて、性腺刺激ホルモンの「卵胞刺激ホルモン（FSH）」と「黄体形成ホルモン（LH）」を分泌。血流に乗って卵巣を刺激する。

卵巣

卵胞刺激ホルモンと黄体形成ホルモンが卵巣を刺激すると、排卵準備のためエストロゲンが、排卵後にはプロゲステロンが分泌される。

フィードバック機構

卵巣の状態を脳へ伝え、ホルモンの分泌をコントロール

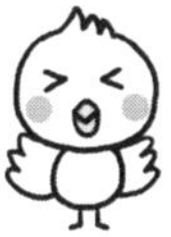

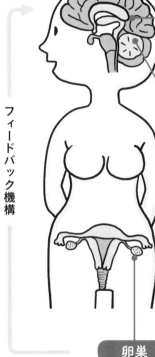

視床下部には、血流、血圧、心拍、発汗など自律神経をコントロールする働きもあるから、卵巣のホルモンバランスが崩れると、その情報がフィードバックされ、自律神経も乱れやすくなってしまうのよ。

04

更年期に見られる体と心の不調

自律神経の乱れからくるさまざまな不調

更年期に入ると、女性ホルモンの低下によって自律神経が乱れます。そのため、血液循環が悪くなって手足に深刻な冷えを感じたり、顔だけほてって異常な量の汗をかいたり、動悸やめまいがしたりと、さまざまな不調が現れます。

さらに、美容ホルモンのエストロゲンの減少で、それまで守られてきた、肌や髪の潤いが弱まり、シミ、しわ、白髪が増えるなど、見た目にも変化を感じ始めます。そのほか、睡眠障害、物忘れ、頻尿なども、更年期によくある不調です。

一方、**メンタル面も不安定になります。**理由もなく落ち込んだり、情緒が不安定になったり、やる気が起きなかったり……。また、ちょっとしたことのイライラで家族と衝突するなど、コミュニケーションに影響がでてくることもあります。これは体の不調のほか、外見の変化から、自分に自信がなくなってしまうことも原因のひとつに考えられます。

【更年期に見られる不調と症状】

体の不調

- ホットフラッシュ
- 冷え　● めまい
- 動悸　● 頻尿
- 睡眠障害
- 物忘れ

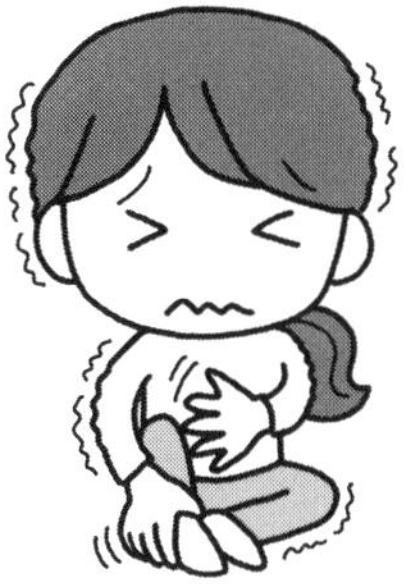

見た目の不調

- 抜け毛・白髪
- 乾燥肌
- メタボリックシンドローム

心の不調

- 抑うつ
- 意欲の低下
- イライラ

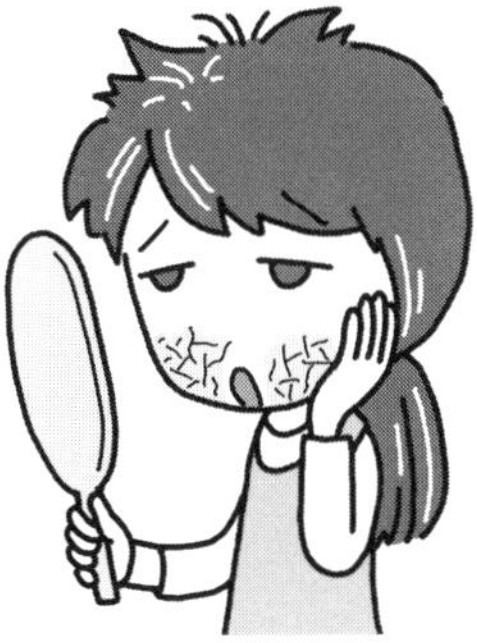

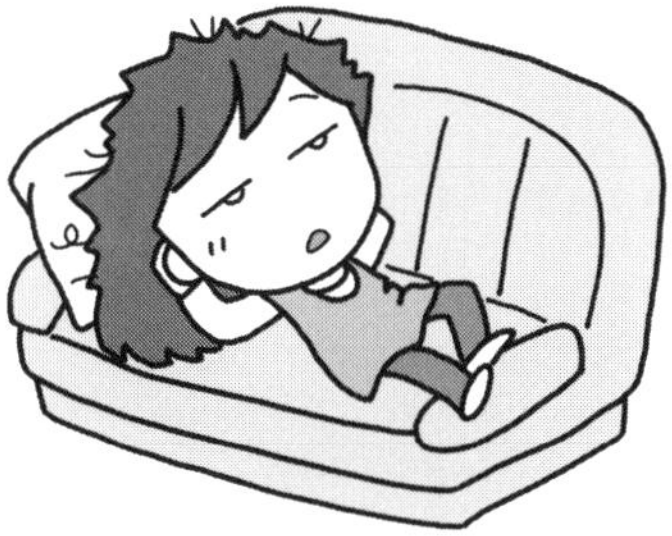

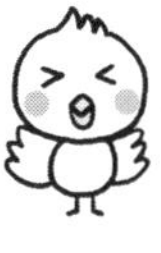

すべての症状が現れるのではなく、
不調の感じ方は人によって違うのよ。

05

不調は「プレ更年期」から始まる

月経の変化がプレ更年期のサイン

女性ホルモンの分泌が減り始める30代後半〜40代前半を「プレ更年期」と呼びます。症状の現れ方と程度は個人差がありますし、そのときの体調や生活環境によっても違いますが、更年期と同じような不調を少しずつ感じるのがこの時期です。**月経周期・日数が短くなるなど、月経にも変化がおとずれます。**

それまであたり前のように分泌されてきた女性ホルモンが減っていくことに、心と体がさまざまな形で反応し始める時期です。この不調は、更年期まで揺れ動きながら続きます。

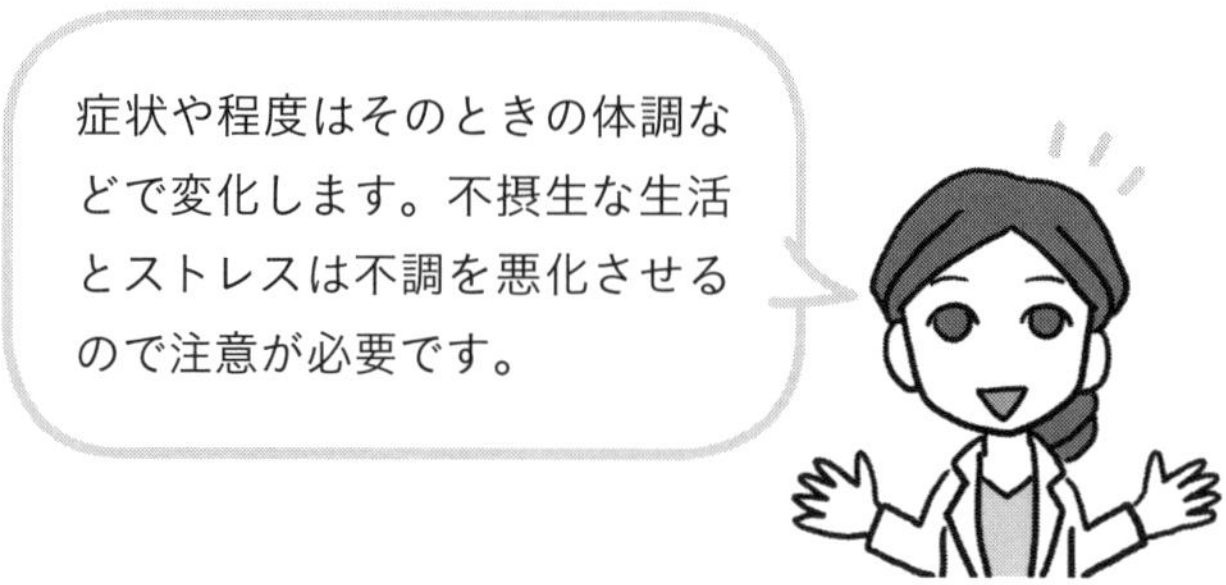
症状や程度はそのときの体調などで変化します。不摂生な生活とストレスは不調を悪化させるので注意が必要です。

【更年期の不調を重くする要因】

不摂生な生活

食事・運動・睡眠の基本的な生活習慣が女性ホルモンの分泌に大きく関わっていますので、不摂生な生活はマイナス要因です。**特に慢性的な睡眠不足、喫煙などは症状を悪化**させます。

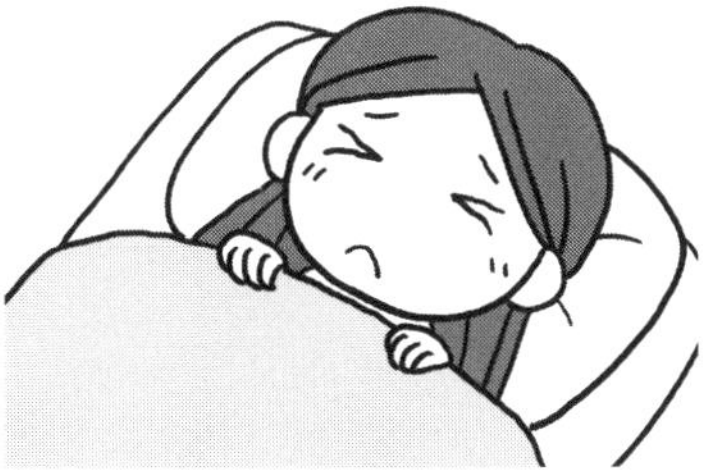

社会的ストレス

昇格・昇進をして責任が重くなる時期ですが、体調不良により今までのような**がんばりができなくなり**ます。理解のない**周囲からの風当たりが強くなり、肩身の狭い思いをする**人も少なくありません。

家庭のストレス

親の介護や、思春期の子の子育てが重なるタイミングです。**自分の体調やメンタルが不安定な時期に家庭のストレスが重なり、不調が悪化**することがあります。

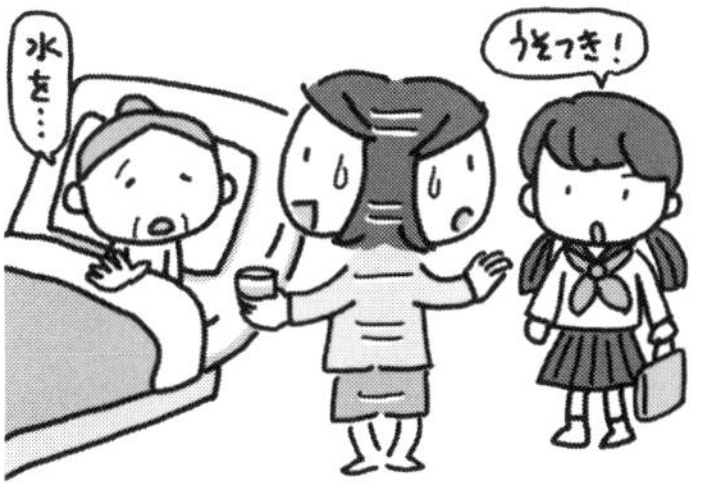

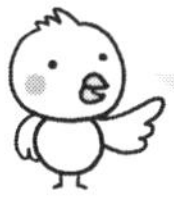

まずは正しい知識を持ち、医師を頼りながら、上手にこの時期を乗り切って!

あなたのプレ更年期度をチェック

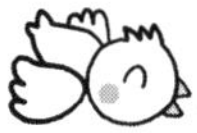

あてはまる項目をチェックをして、現状の
プレ更年期のレベルを確認してみて。

心について

1 イライラすることが多い □

2 涙もろくなった □

3 物忘れが多い □

4 集中力が続かない □

5 やる気がでない □

6 落ち込みやすく、なかなか立ち直れない □

7 寝つきが悪く、眠りが浅い □

8 判断力が鈍くなった □

肌や髪の毛について

1 肌が乾燥してかゆい □

2 肌がくすんできた □

3 肌のたるみが気になる □

4 シミ、しわが増えた □

5 髪の毛のハリがなくなり、白髪が増えた □

6 抜け毛が多くなった □

7 爪に筋が入り、割れやすくなった □

体について

1	月経血が以前より少ない	□
2	月経周期が以前よりも短い	□
3	急に体が熱く感じたり、寒くなったりする	□
4	足がむくむ	□
5	手足が冷える	□
6	息切れ、動悸がする	□
7	便秘、下痢をしやすくなった	□
8	頭痛、めまいがする	□
9	すぐに疲れる	□
10	手足の関節、腰が痛む	□
11	手の指がしびれる	□
12	ダイエットしてもなかなか体重が減少しない	□
13	トイレが近い	□
14	目がかすみ、物が見えづらくなった	□
15	頭が重く、耳鳴りやめまいがする	□

すべての女性に更年期はやってきます。「閉経なんてまだ先！」と思っているあなたも、もしかしたらプレ更年期に入っているかも？　まずは、今の自分の状態を確認しましょう。

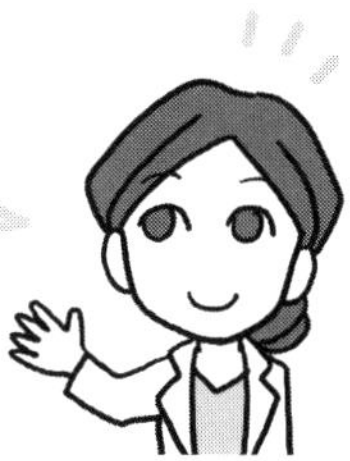

あなたのプレ更年期度は…

チェックが
4個以下

➡ プレ更年期ではありません

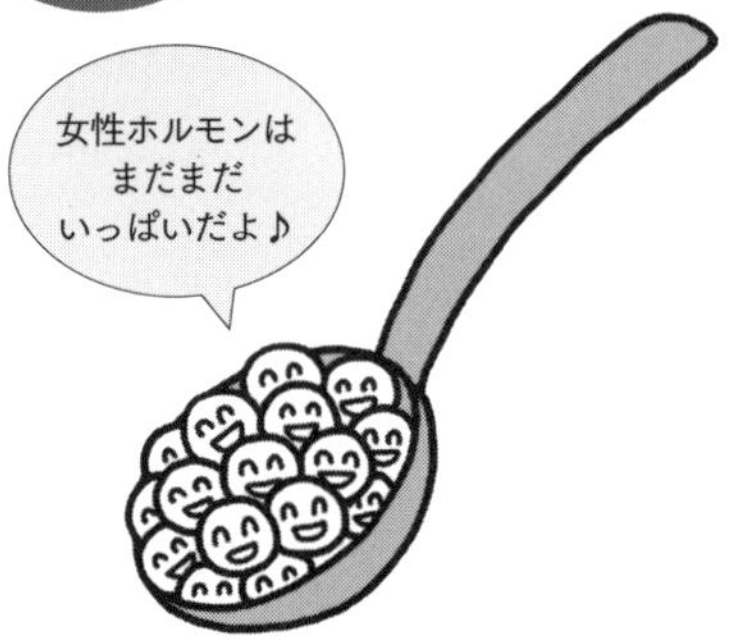
女性ホルモンは
まだまだ
いっぱいだよ♪

まだ、女性ホルモン減少による不調は見られないようですが、自覚症状がなくても徐々に不調が現れることもあります。**女性ホルモンの減少を遅らせる生活習慣を心がけ、定期的に婦人科を受診**して、体の状態をチェックしましょう。

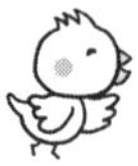

3章をCHECK

チェックが
5〜9個

➡ プレ更年期の兆候が見られます

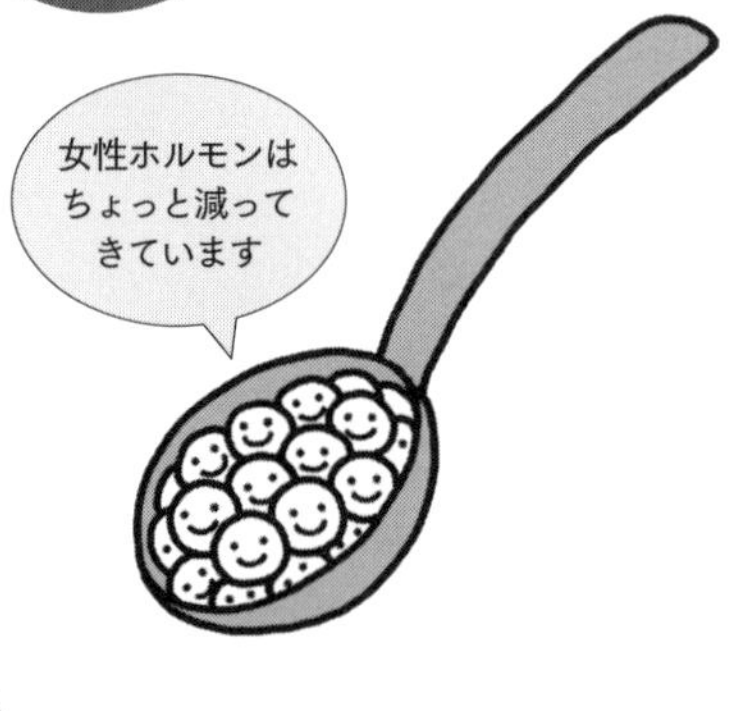
女性ホルモンは
ちょっと減って
きています

ストレスなどによって一時的にホルモンバランスが崩れている可能性も考えられます。まずは生活習慣を見直してみましょう。**健康的な食生活、適度な運動、良質な睡眠、ストレス解消**に努めて、これから始まる更年期に向けて、体を整えましょう。

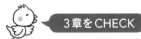

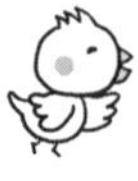

3章をCHECK

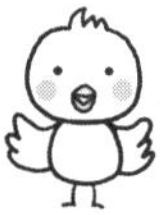

この「プレ更年期度」チェックははあくまで目安。自分の健康状態を把握して、更年期に向けての今後の対策に役立てて。

チェックが
10～19個

➡ プレ更年期が始まっています

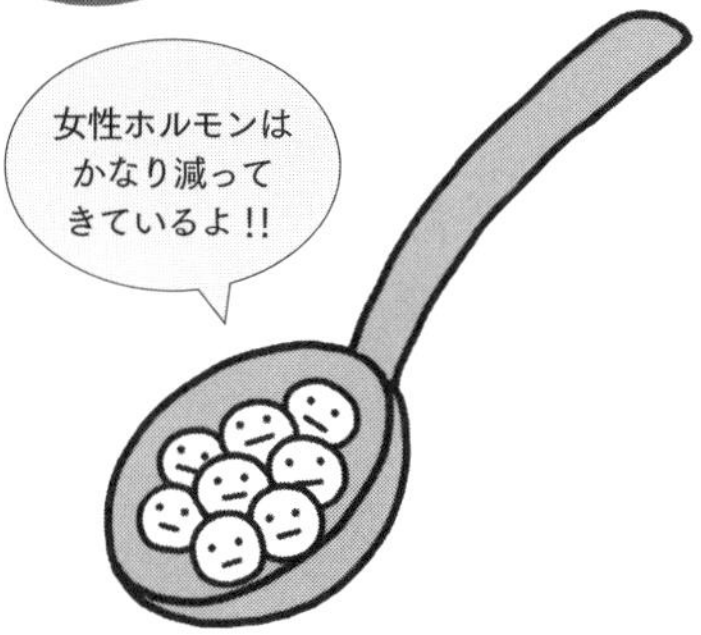
女性ホルモンは
かなり減って
きているよ!!

生活習慣を改善して、女性ホルモンの減少を食い止める必要があります。症状がつらいときは、低用量ピルや漢方治療がおすすめです。まずは**婦人科を受診して、自分の体に向き合い、更年期の不調を和らげる準備を**今から始めましょう。

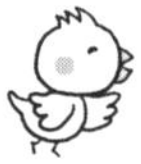

3章と4章をCHECK

チェックが
20個以上

➡ 更年期、どまんなかです

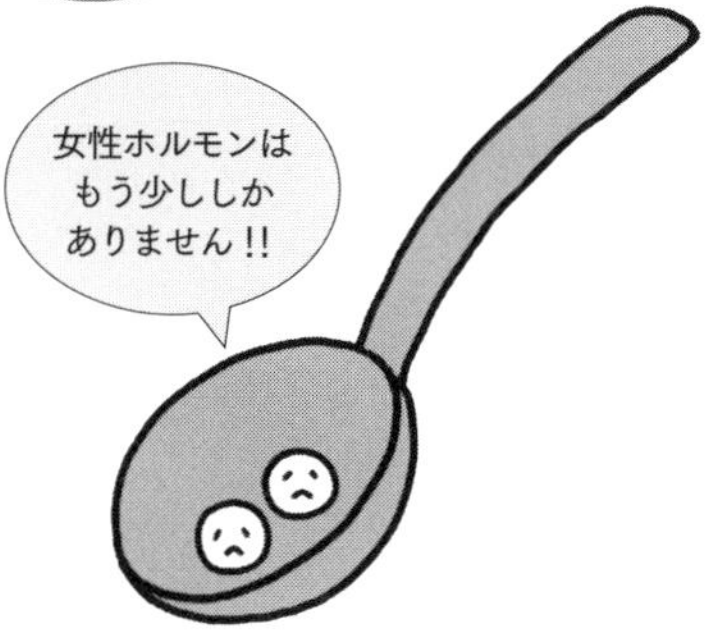
女性ホルモンは
もう少ししか
ありません!!

女性ホルモンが減少し、すでに更年期に入っています。今すぐ生活習慣を見直して**婦人科で体の状況を確認**してください。必要に応じて**ホルモン療法や漢方治療のほか**、5章の対処法を実践するのもおすすめです。体調の変化が感じられるでしょう。

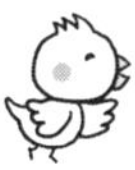

4章と5章をCHECK

はみだしマンガ その1

「スプーン1杯の思い」

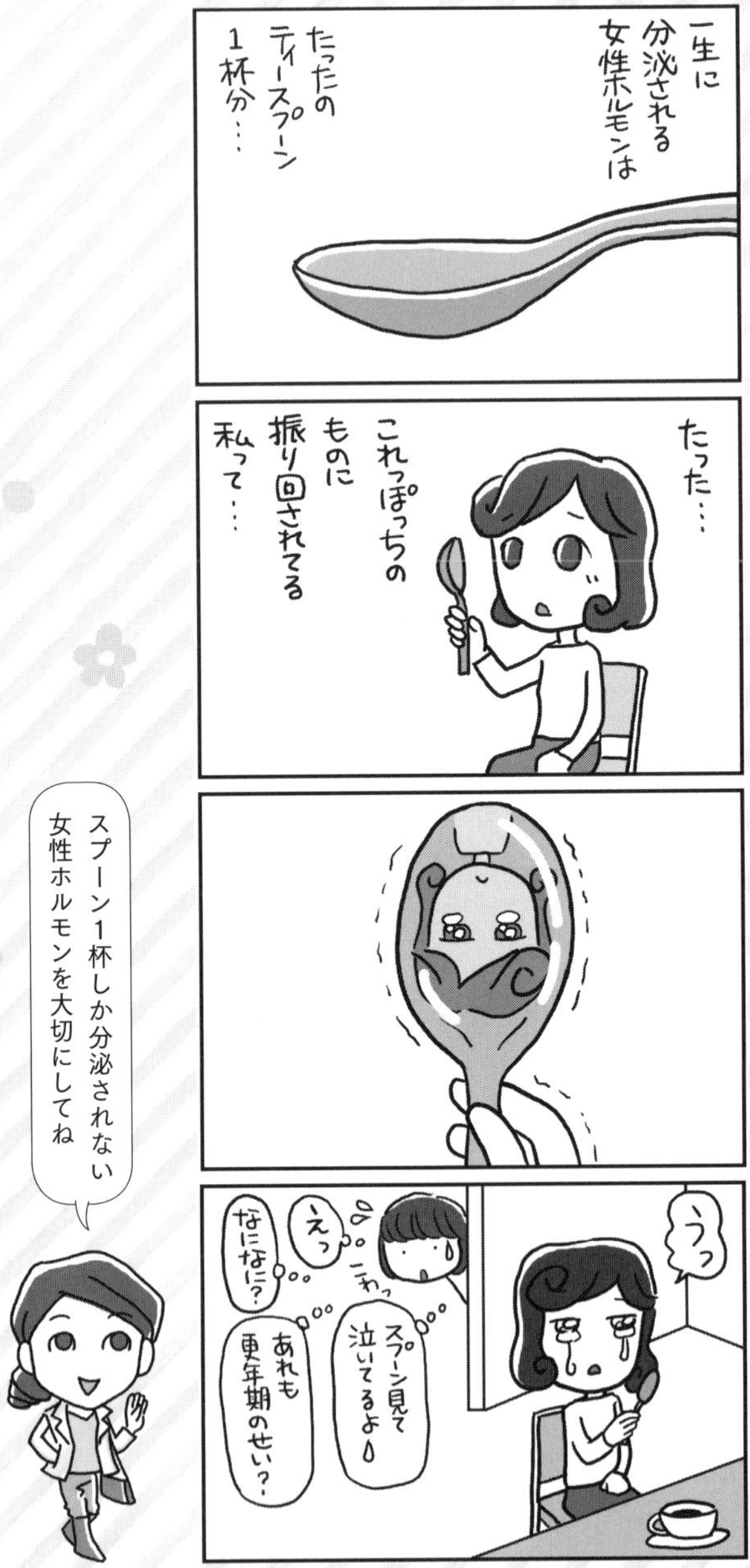
一生に分泌される女性ホルモンは
たったのティースプーン1杯分・・・
たった・・・
これっぽっちのものに振り回されてる私って・・・
うっ
えっ
なになに?
スプーン見て泣いてるよ
あれも更年期のせい?
スプーン1杯しか分泌されない女性ホルモンを大切にしてね

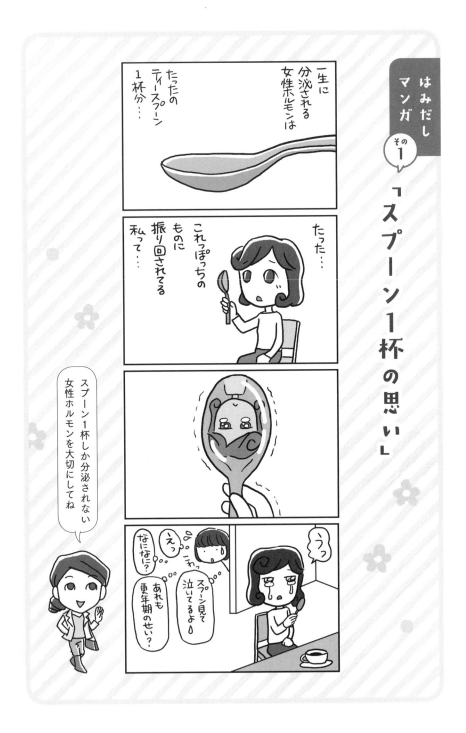

PART 2

プレ更年期が始まった？

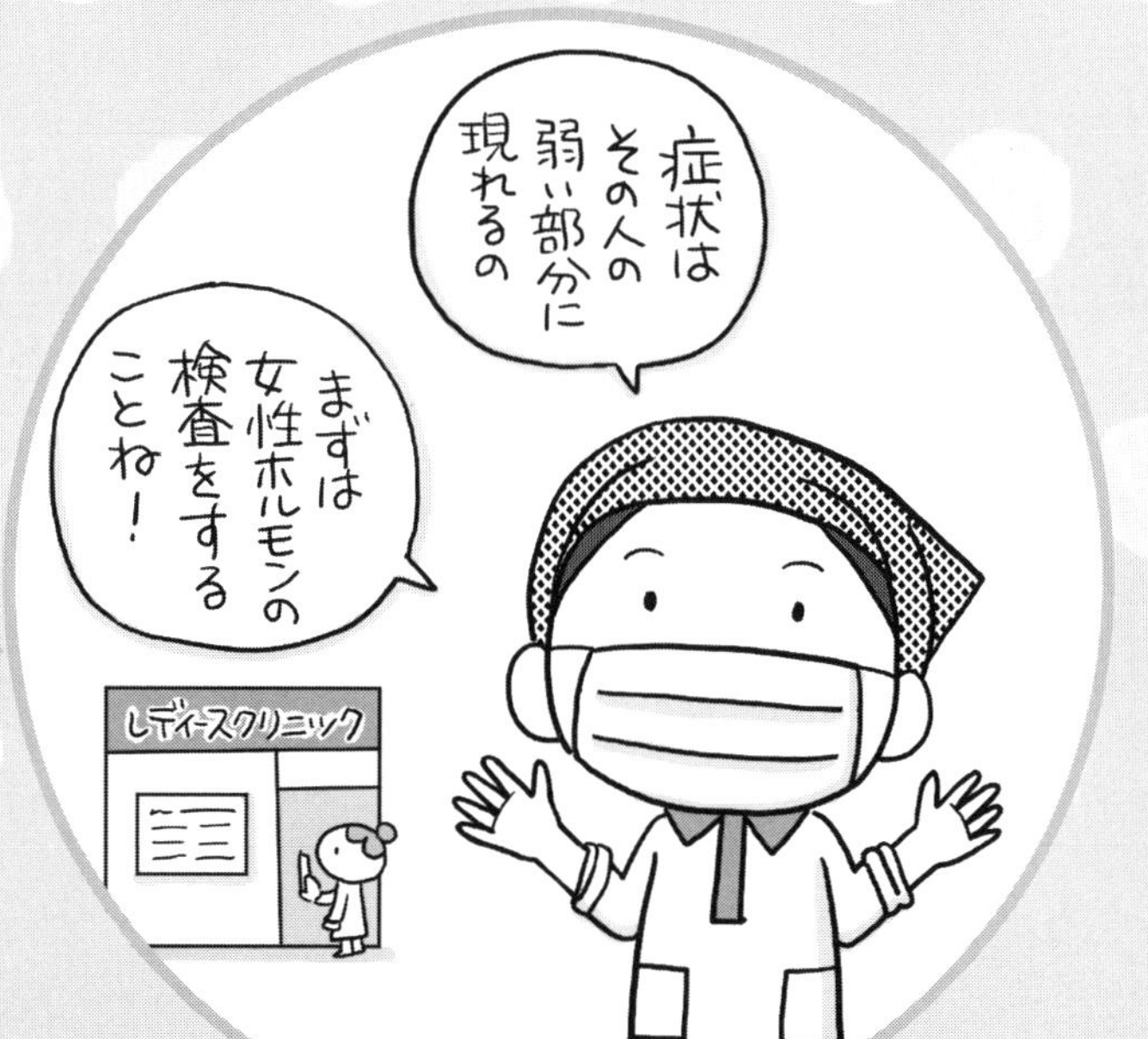
症状は その人の 弱い部分に 現れるの
まずは 女性ホルモンの 検査をする ことね！
レディースクリニック

何かの不調がでてきたら……女性ホルモンをチェックしよう！

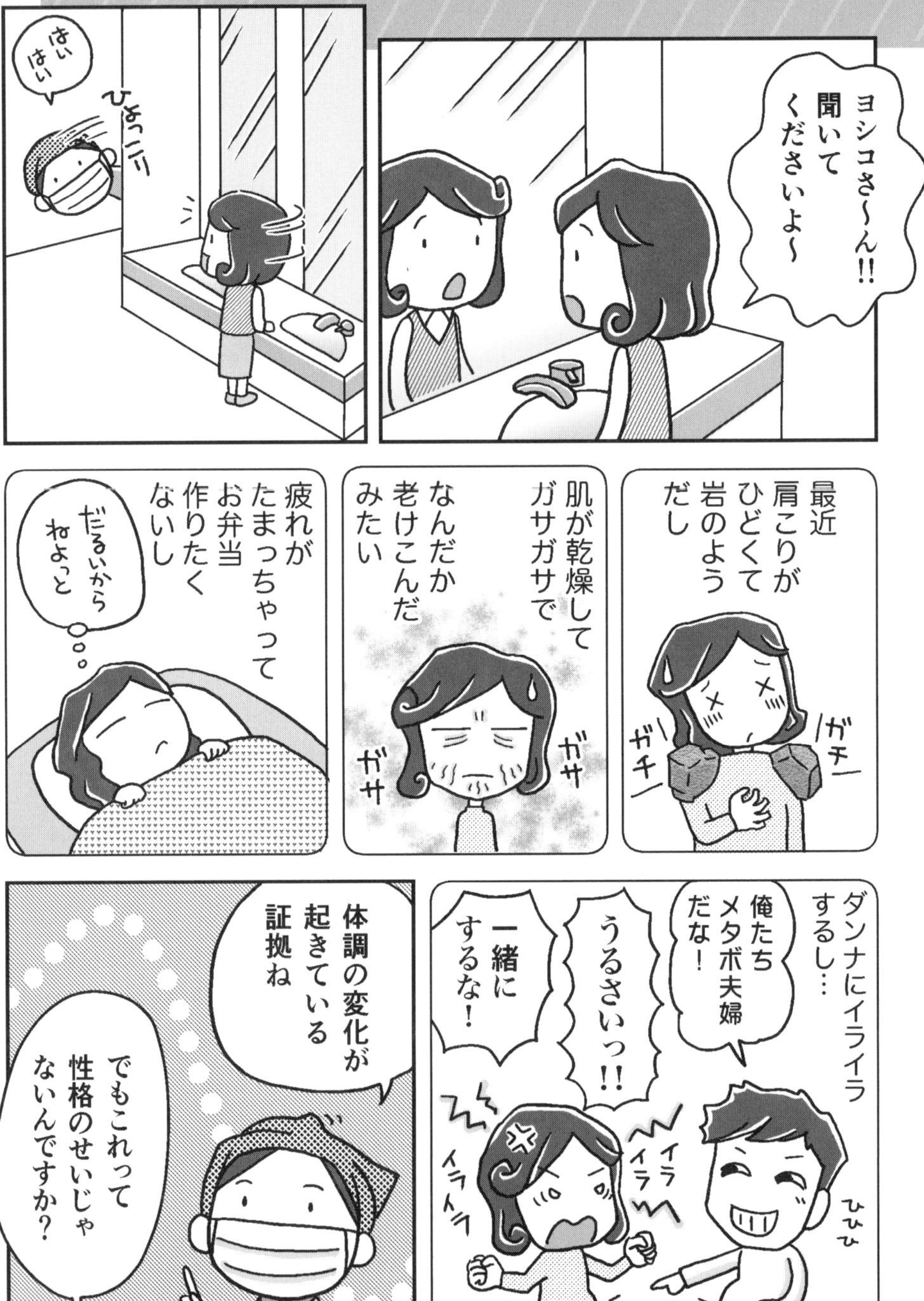
ヨシコさ〜ん!!
聞いてくださいよ〜
はいはい
ひょっこり
最近肩こりがひどくて岩のようだし
ガチ
ガチ
肌が乾燥してガサガサでなんだか老けこんだみたい
ガサ
ガサ
疲れがたまっちゃってお弁当作りたくないし
だるいからねよっと
ダンナにイライラするし…
俺たちメタボ夫婦だな！
うるさいっ!!
一緒にするな！
イラ
イラ
イライラ
ひひひ
体調の変化が起きている証拠ね
でもこれって性格のせいじゃないんですか？

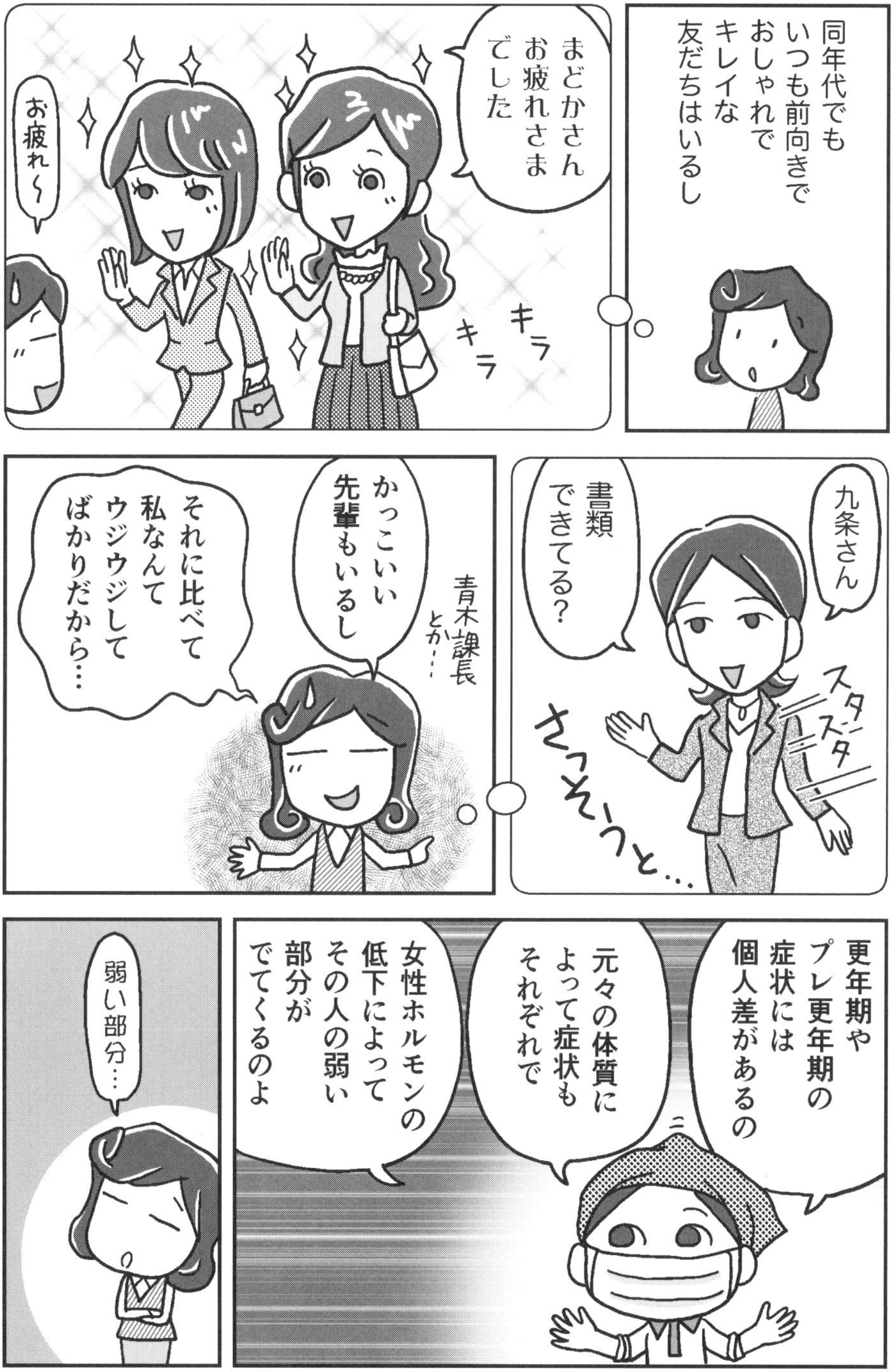
同年代でもいつも前向きでおしゃれでキレイな友だちはいるし
まどかさんお疲れさまでした
お疲れ～
キラキラ
九条さん
書類できてる?
スタスタ
さっそうと…
かっこいい先輩もいるし
青木課長とか・・・
それに比べて私なんてウジウジしてばかりだから…
更年期やプレ更年期の症状には個人差があるの
元々の体質によって症状もそれぞれで
女性ホルモンの低下によってその人の弱い部分がでてくるのよ
弱い部分…

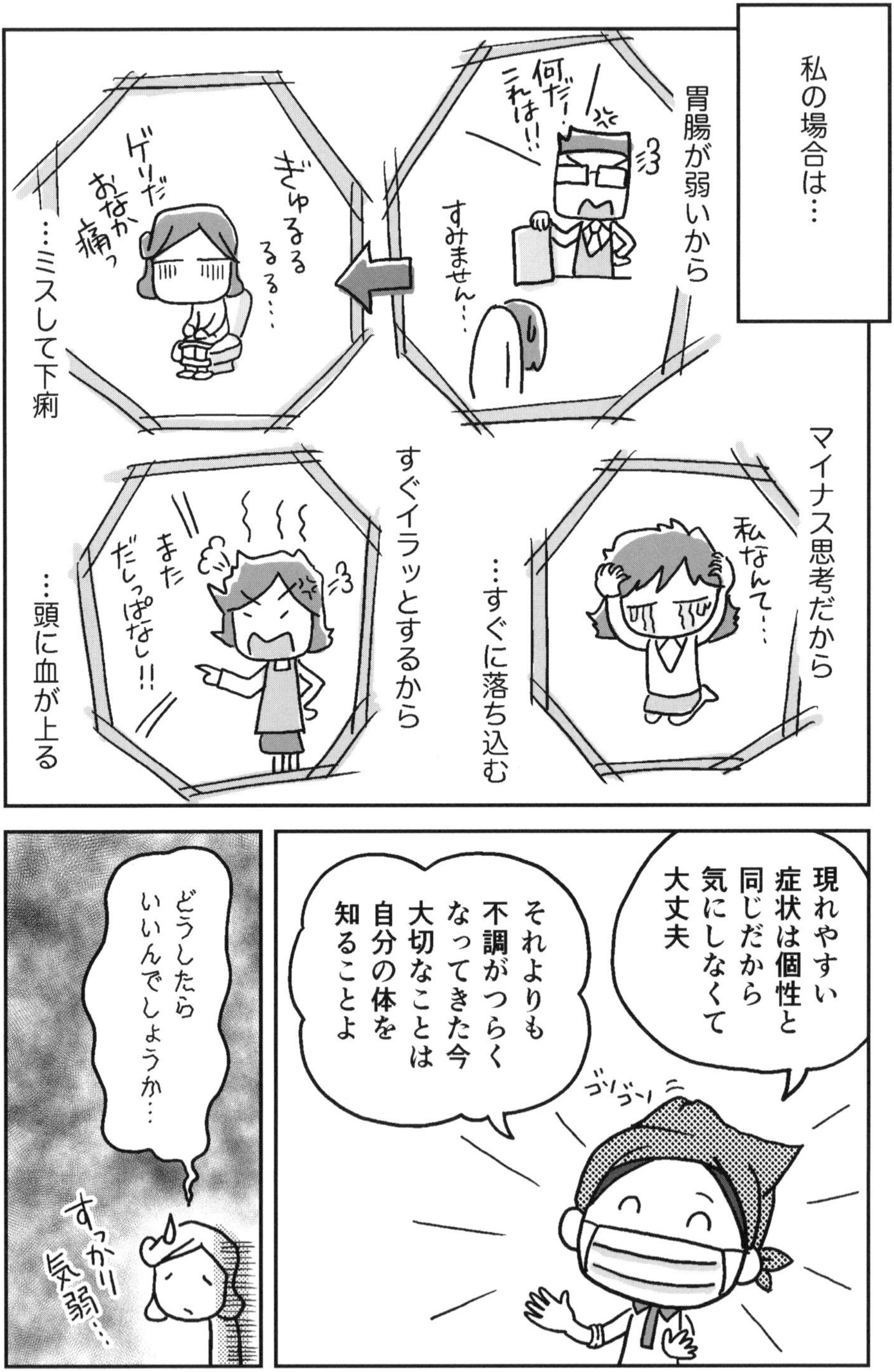
私の場合は…
胃腸が弱いから
何だ!これは!!
すみません…
ぎゅるるるるる…
おなか痛っ
ゲリだ
…ミスして下痢
マイナス思考だから
私なんて…
…すぐに落ち込む
すぐイラッとするから
また だしっぱなし!!
…頭に血が上る
現れやすい症状は個性と同じだから気にしなくて大丈夫
それよりも不調がつらくなってきた今大切なことは自分の体を知ることよ
ゴソゴソ
どうしたらいいんでしょうか…
すっかり気弱…

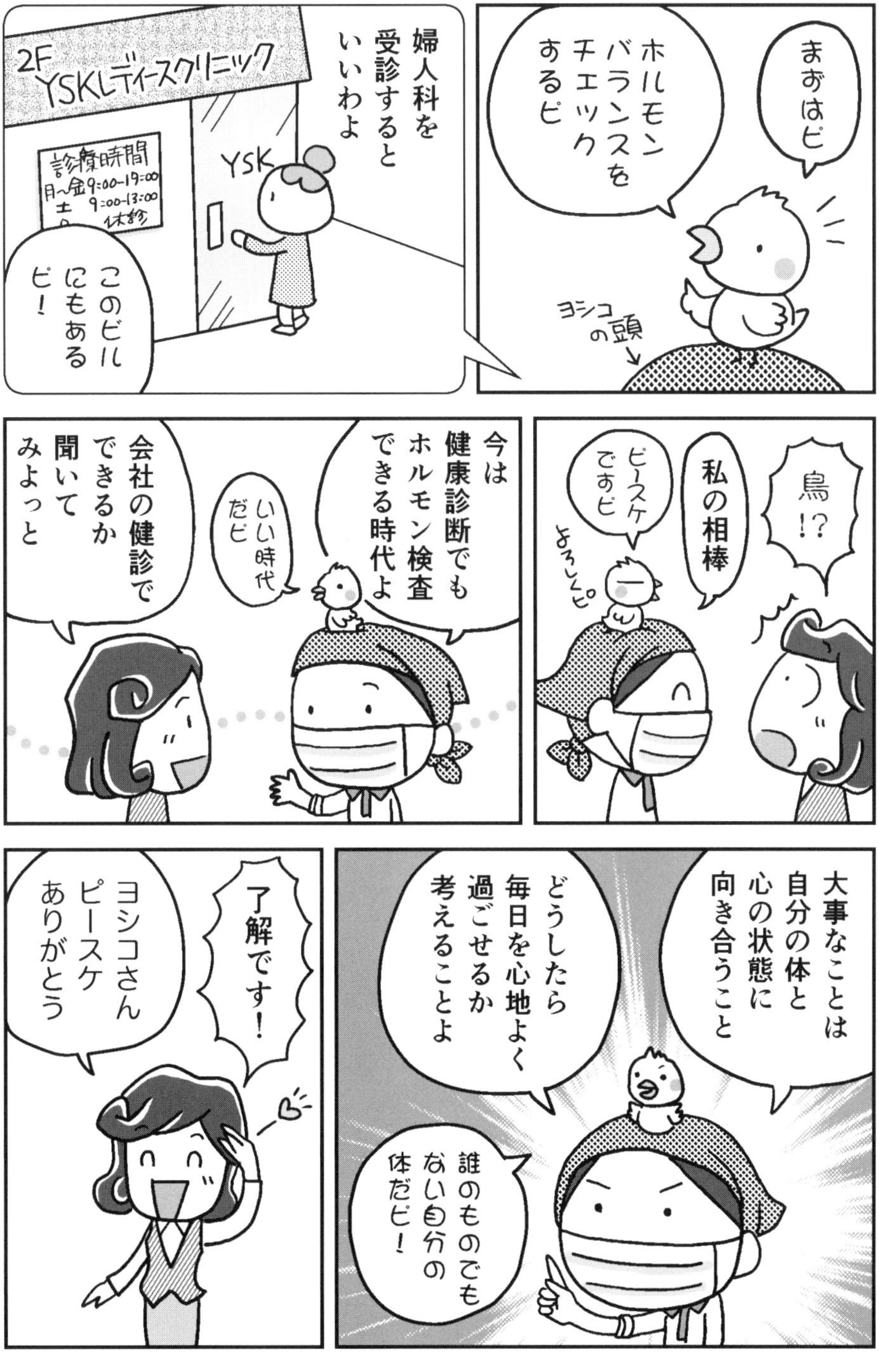
まずはピ
ホルモンバランスをチェックするピ
ヨシコの頭
婦人科を受診するといいわよ
2F YSKレディースクリニック
診療時間
月〜金 9:00−19:00
土 9:00−13:00
休診
YSK
このビルにもあるピ！
鳥!?
私の相棒
ピースケですピ
よろしくピ
今は健康診断でもホルモン検査できる時代よ
いい時代だピ
会社の健診でできるか聞いてみよっと
大事なことは自分の体と心の状態に向き合うこと
どうしたら毎日を心地よく過ごせるか考えることよ
誰のものでもない自分の体だピ！
了解です！
ヨシコさんピースケありがとう

06

不調を感じたら婦人科を受診

その不調、女性ホルモンが減っているせいかも!?

プレ更年期と言われる30代後半～40代前半の女性は、職場では昇格・昇進するなど責任ある立場になりながらも、家庭では家事と子育て、さらには親の介護が始まる人が増える時期です。仕事とプライベートでのタスクが増え、自分のことは後回しになりがちですが、自分自身が健康でなければ、仕事も家庭もうまくいきません。少しでも**不調を感じる場合は、体と心の声をしっかり聞くことが大切です。**

女性ホルモンの減少による更年期の不調にもかかわらず、寝つきが悪いからメンタルクリニックへ、動悸がするから内科へ、頻尿がつらくて泌尿器科へなどと、症状によって受診を変えても、根本的な解決にはならない場合もあります。

40代は婦人科の疾患も増える時期。**定期的な検診も大切です。**美容院やネイルサロンに行く気軽さで、婦人科に相談する習慣を今から心がけましょう。

【主な更年期の症状と発症時期】

女性ホルモンが減少するとさまざまな不調が現れます。発症時期を目安にして、体調管理を始めましょう。

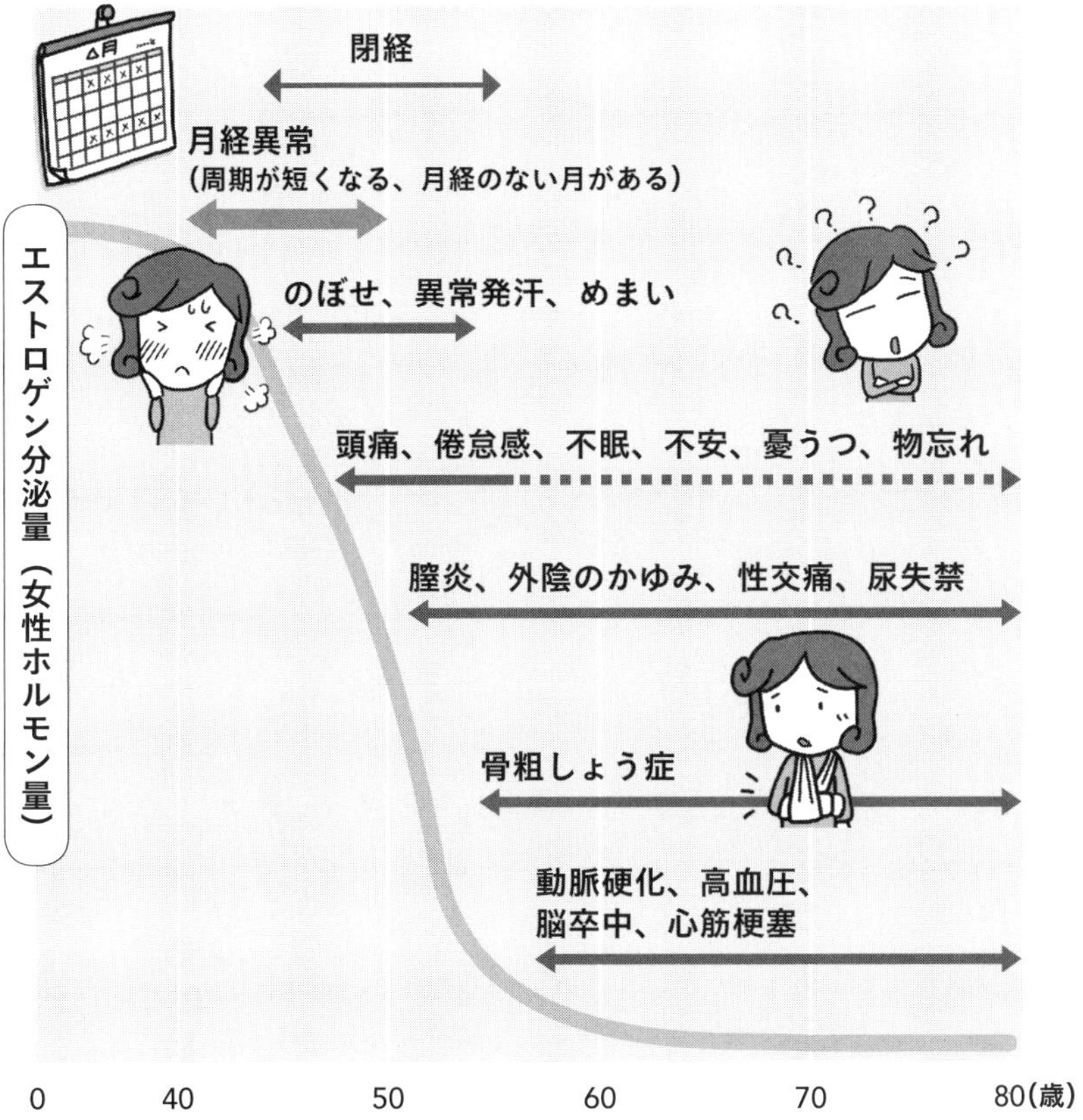

参考：『更年期医療ガイドブック』
(加齢に伴うエストロゲン欠乏症の変化)

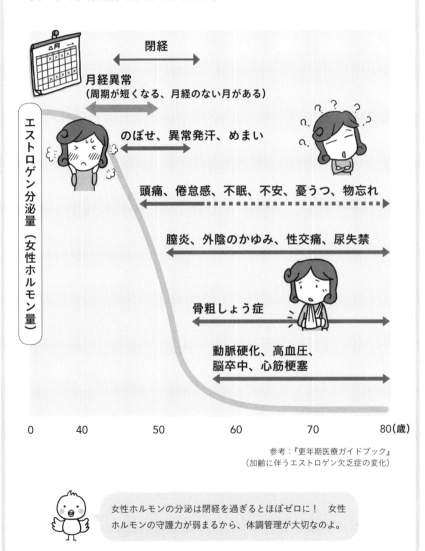

女性ホルモンの分泌は閉経を過ぎるとほぼゼロに！　女性ホルモンの守護力が弱まるから、体調管理が大切なのよ。

07

婦人科の受診

月経周期と気になる症状はメモする習慣を

婦人科の受診は、受付でのかんたんな問診から始まります。最終月経日、月経日数、月経痛や不順がないか、初経年齢、出産経験の有無、これまでの病歴、食事や運動の生活習慣、基礎体温などを質問されるので、事前にメモして持参するとよいでしょう。

その問診をもとに、医師による診察が行われます。ここで気になっている症状をしっかり伝えてください。こまかな症状や質問したいことについても、あらかじめメモしておくと聞き忘れ防止に役立ちます。

そこから必要に応じて内診や超音波検査を行い、膣や子宮、卵巣の状態を診察して、子宮筋腫、子宮内膜症、卵巣膿腫などの病巣がないかを確認します。

その後、女性ホルモンの分泌量や卵巣機能の低下などをチェックするために、血液検査が行われます。

【更年期治療の診察】

1. 問診票の記入

月経の状態や病歴などを問診票に記入します。（問診票がない場合もあります）

問診内容

- **来院の目的**
- **月経について（周期と量、最終月経日など）**
- **これまでの病歴と家族の病歴について**
- **体質、生活習慣について（アレルギーや嗜好品など）**
- **妊娠、出産について**
- **気になっている症状について　など**

2. 医師とのカウンセリング

問診票の内容から、現在の体の状態や気になっている症状について、医師が確認していきます。

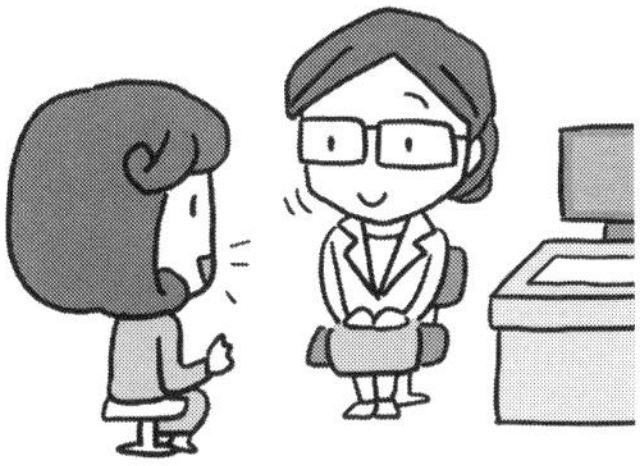

3. 内診

膣、子宮、卵巣の状態を超音波や内診で調べ、体の状態を確認します。

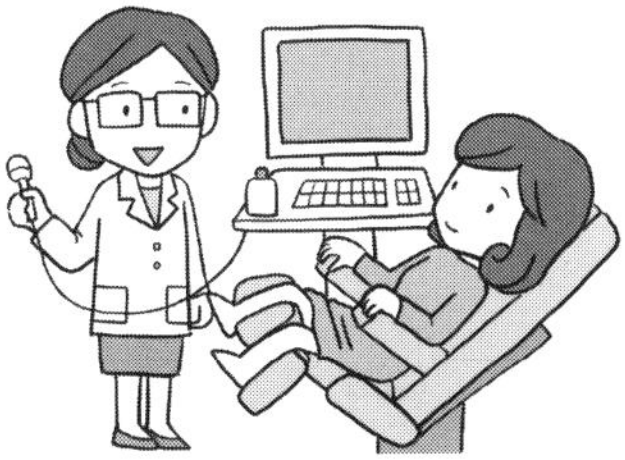

4. 必要に応じて、血液検査、尿検査等へ。

更年期が原因の不調と疑われる場合は、血液検査で女性ホルモンの値を調べます。

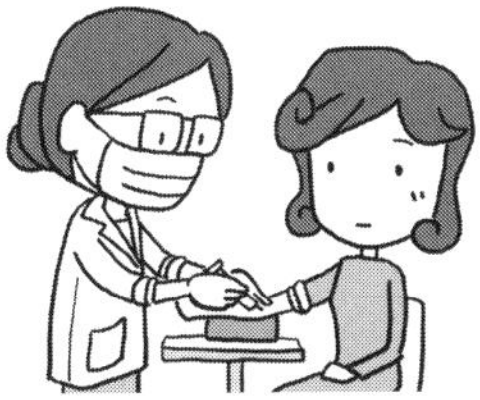

不調の原因が更年期によるものと診断されたら、患者さんの希望を聞きながら治療を進めます。女性ホルモンを補充する治療のほか、漢方、精神安定剤など、治療にはいくつもの取り組み方があります。

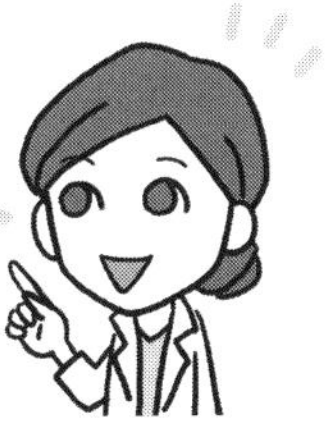

08

女性ホルモンの量はチェックできる

血液検査でわかる女性ホルモン

血液検査で女性ホルモンの数値を調べることで、自分がプレ更年期のステージなのか、あるいはすでに更年期のステージに入っているのかがわかります。

更年期が近づくと、脳下垂体から分泌される「卵胞刺激ホルモン」（FSH）は上昇しますが、卵巣からの「エストロゲン」（E2）は減少していきます。そのため、この2つのホルモン数値を調べることで、卵巣機能が低下しているかどうか、つまり閉経に向かっているかがわかるのです。

ただし、女性ホルモンの分泌量は個人差が大きく、1カ月の間でも数値にゆらぎが生じるため、**1回の検査の数値で判断するのではなく、何回か検査をして急激な変化があるかを確認する**こともあります。最近では、健康診断のオプションで女性ホルモンの数値を調べられるようになりました。ぜひ、検査することをおすすめします。

【血液検査でわかる女性ホルモンの数値】

「エストロゲン」と「卵胞刺激ホルモン」の変化から、更年期のステージを判断できます。ゆらぐ女性ホルモンの状況を正確に捉えるためにも、**30代後半からは定期的にホルモン数値を検査**しましょう。

更年期のホルモン濃度の変化 ※平均値

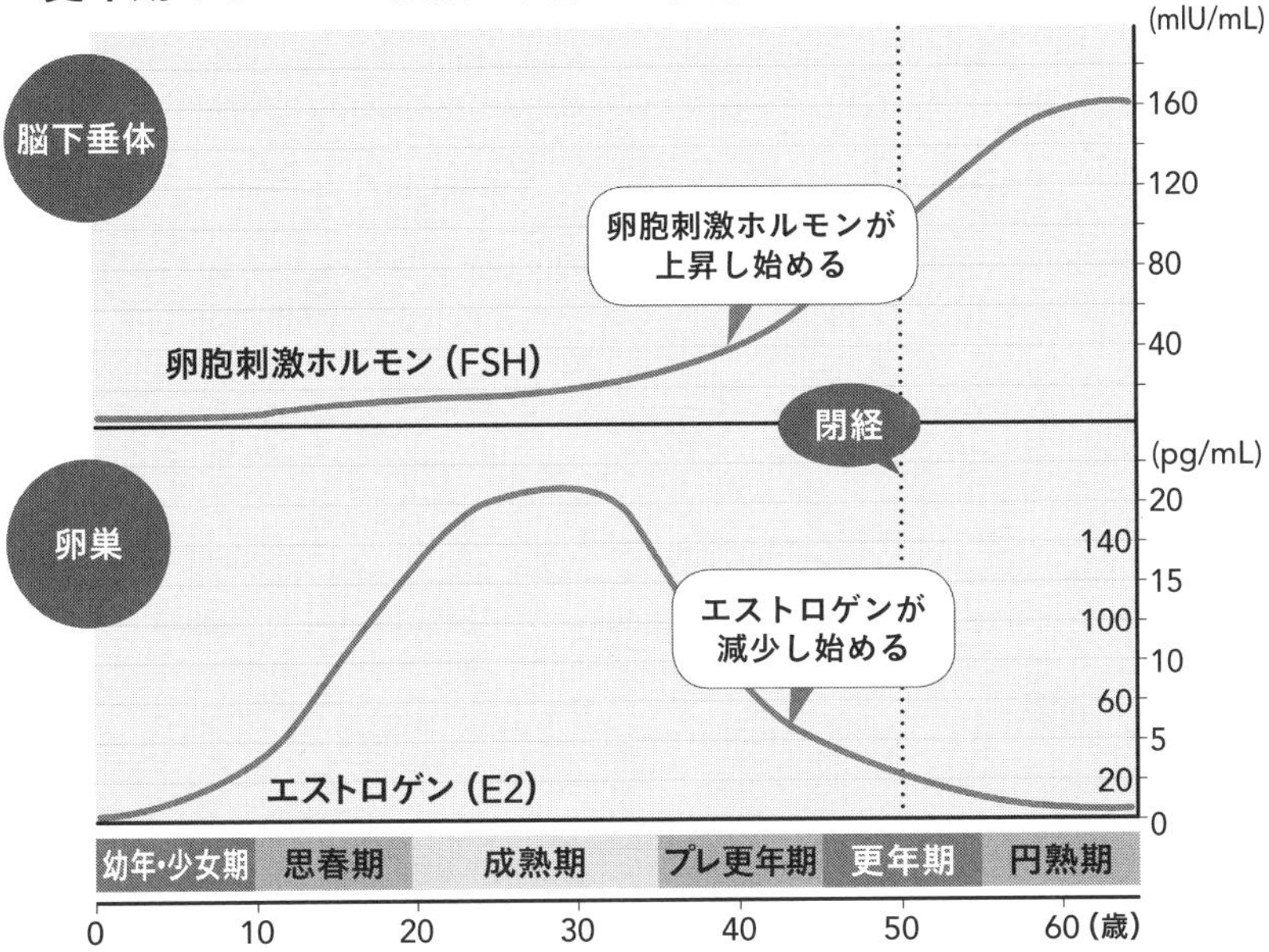

更年期のホルモン量基準値 ※目安数値

項目	更年期	閉経後（単位）
卵胞刺激ホルモン（FSH）	目安40以上	～160（mIU/mL）
エストロゲン（E2）	減少傾向	～10（pg/mL）

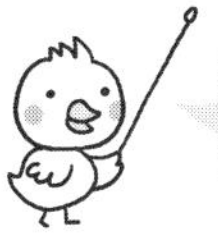

更年期の不調はホルモン分泌量よりも、分泌量の急激な変化が影響していると考えられているのよ。

09

女性ホルモン減少の影響を受ける病気

守りがなくなると、弱い部分があらわになる！

女性の健やかな体を保つために、女性ホルモンはさまざまな守りの力を発揮します。しかし更年期には、女性ホルモンの減少からその力が衰えるため、あらゆる不調が現れます。たとえば、エストロゲンの減少により、生理的にコレステロール値が上昇したり、糖尿病や高血圧症などの疾患が増えます。また、骨形成と骨吸収のバランスが崩れ、骨粗しょう症の発症リスクも高まります。エストロゲンは脳の働きにも関係しているため、記憶力や集中力が低下し、その後、アルツハイマー型認知症を発症する人もいます。さらに、子宮体がん、卵巣がんなどの発症率も高まります。

特に注意したいのは、女性ホルモンの減少により、その人の体質的・生活習慣的な弱点があらわになることです。たとえば、遺伝的に肝機能が弱い家系の人が更年期に肝機能の値が悪くなるなど、これまで見えなかったリスクが表面化します。

【エストロゲンの減少と生活習慣病の関係】

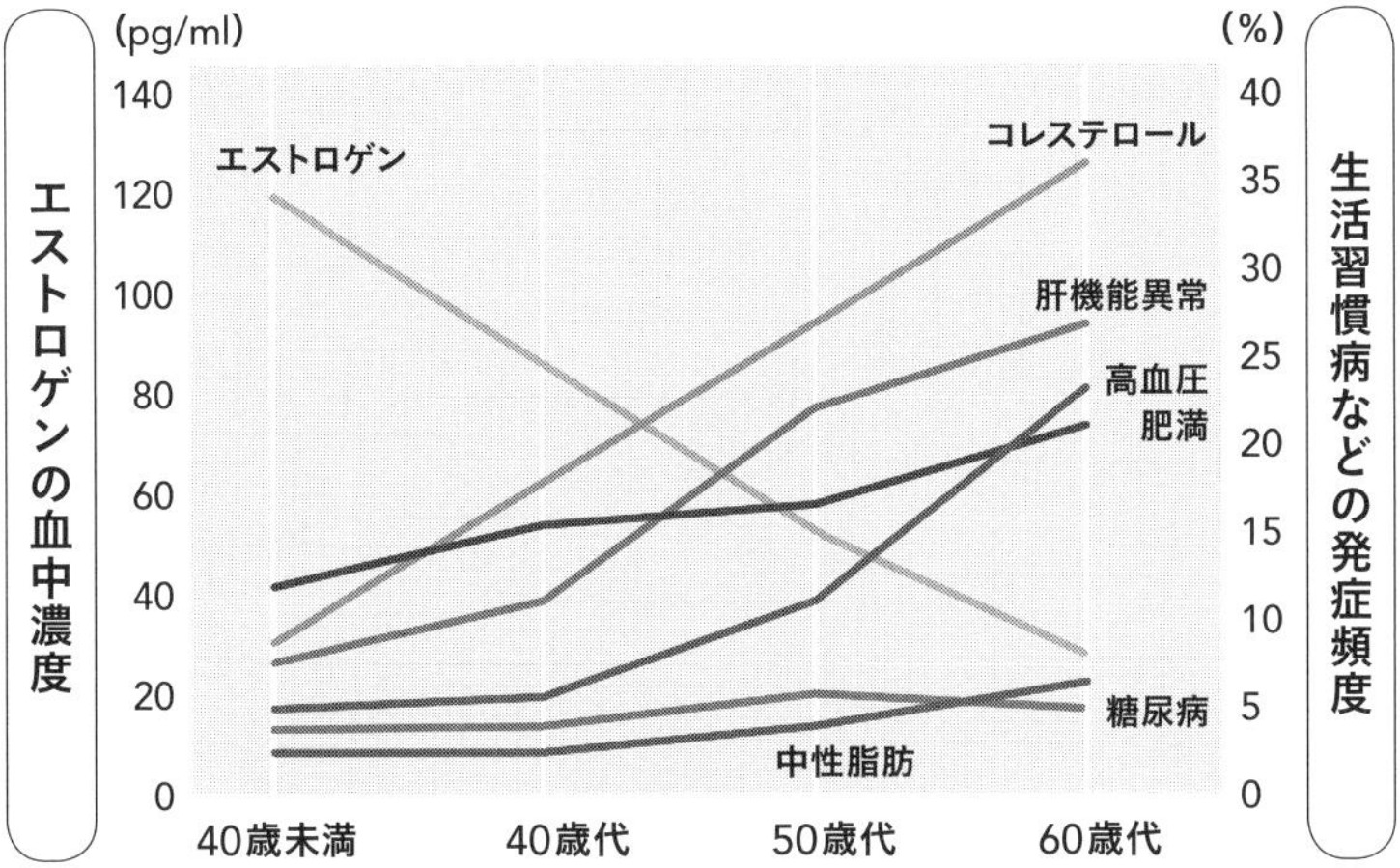

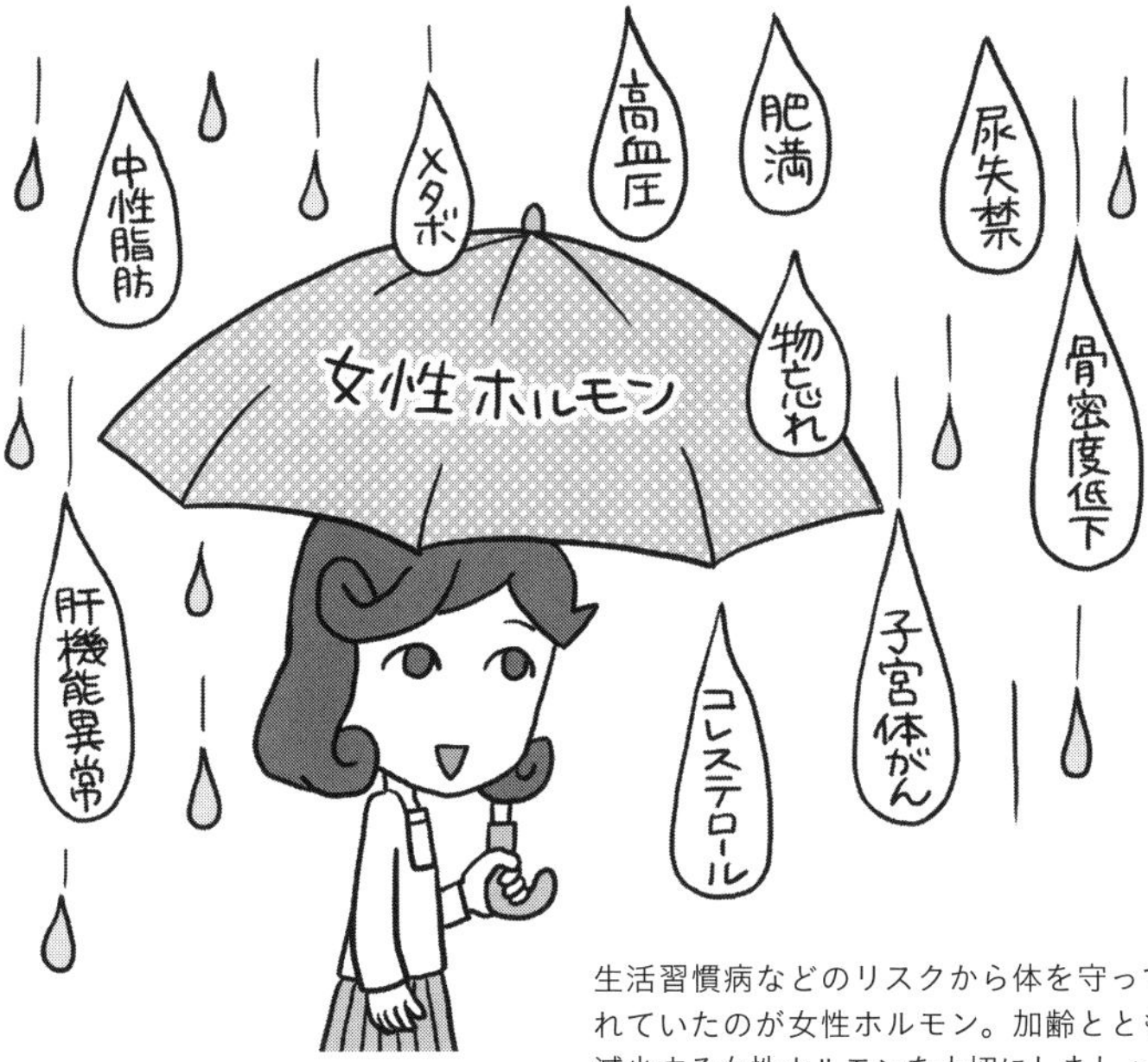

生活習慣病などのリスクから体を守ってくれていたのが女性ホルモン。加齢とともに減少する女性ホルモンを大切にしましょう。

更年期に気をつけたい病気

卵巣がん

卵巣にできる悪性腫瘍。女性が生涯に産む子どもの数の減少で排卵回数が増えたことや、子宮内膜症の増加との関係性が指摘される。特に子宮内膜症の一種、チョコレート嚢胞からがんを発症するリスクがある。**初期は自覚症状がほとんどないため、定期的な超音波検査での発見**が望ましい。

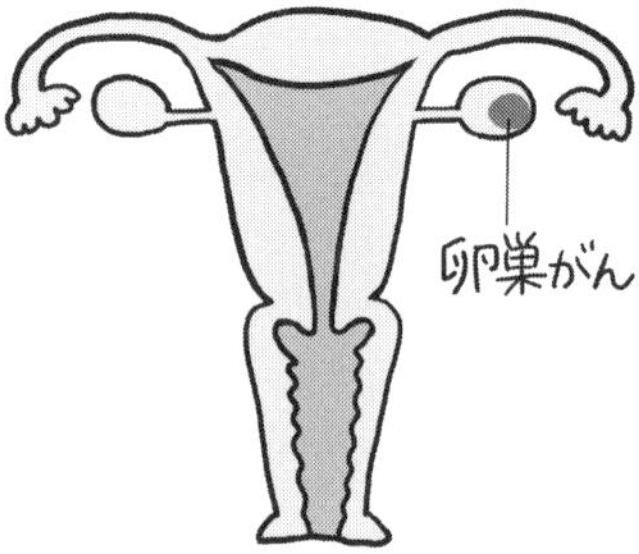

子宮体がん

子宮内膜にできる悪性腫瘍。子宮の入り口に悪性腫瘍ができる子宮頸がんは20～30代に多いが、子宮体がんは**女性ホルモンがほとんどなくなる閉経前後に発生しやすい**。出産経験のない人、月経不順の人、糖尿病、肥満、高血圧の人も発症リスクが高い。

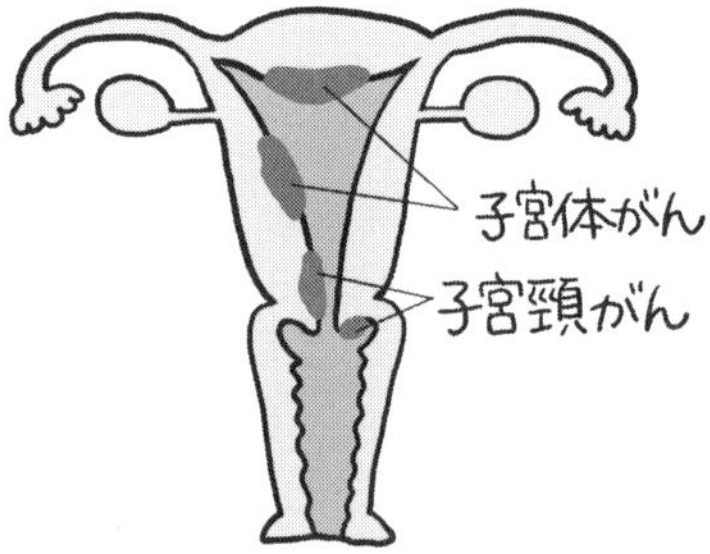

糖尿病

膵臓から分泌される「インスリン」というホルモンの機能が弱くなり、細胞の糖利用が低下する病気。**放置していると、心臓病、腎不全、失明などを引き起こす危険性が**ある。

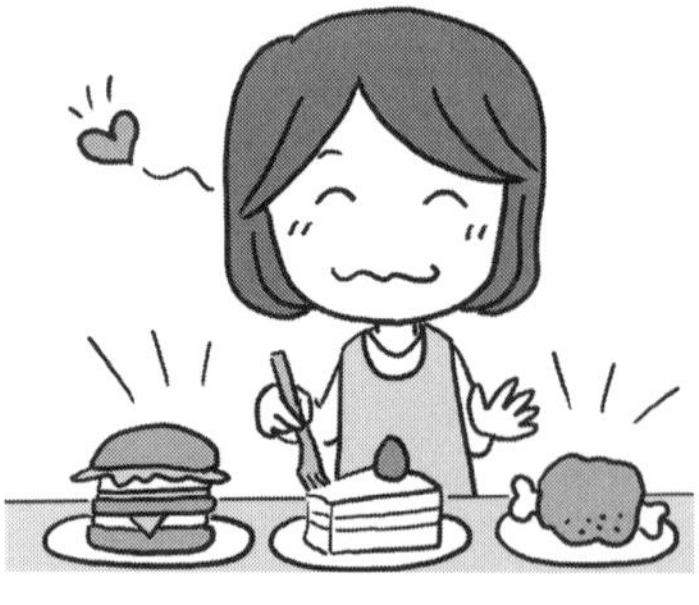

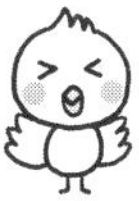

女性ホルモンのパワーがなくなることで、女性特有の病気や生活習慣病のリスクが高まってしまうんだよ。

高血圧症

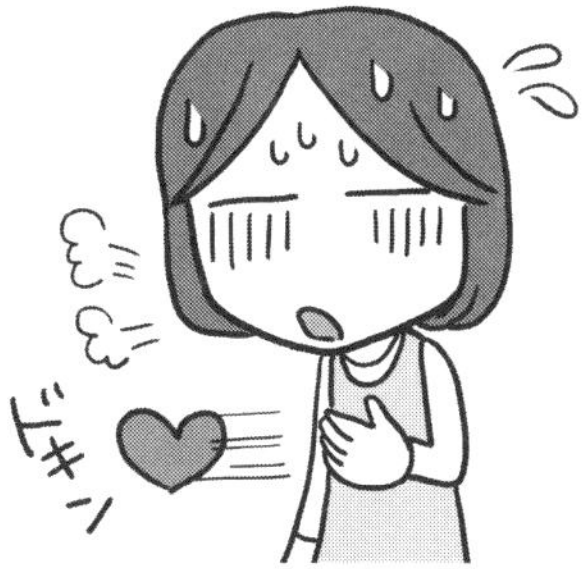

最高血圧が140mmHg以上、または最低血圧が90mmHg以上あると高血圧と診断される。**高血圧状態が続くと、血管が硬くなる「動脈硬化」が**起こり、脳出血や脳梗塞、心筋梗塞などの危険性が高まる。

骨粗しょう症

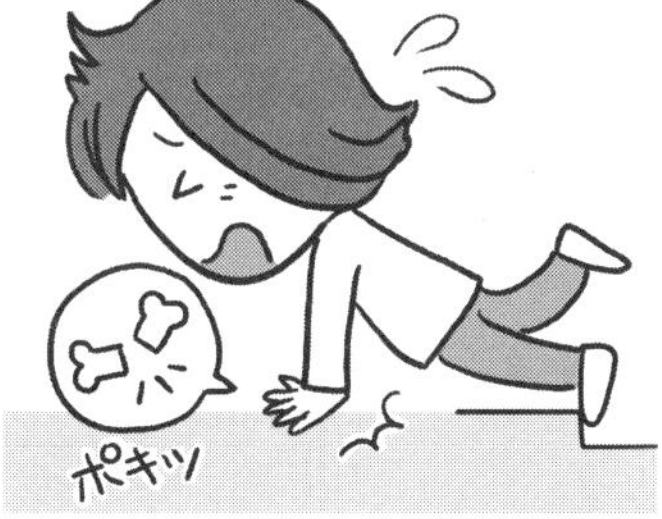

骨の量が減って骨が弱くなり、骨折しやすくなる。古い骨を壊しながら**新しい骨をつくる新陳代謝が活発に行われず、骨を壊すばかりで新しい骨が形成されない**ので、密度がスカスカのもろい骨になってしまう。

アルツハイマー型認知症

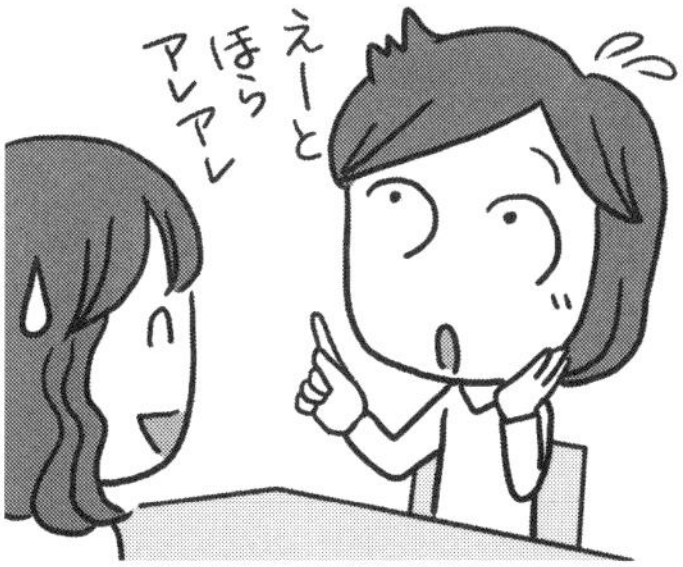

脳が萎縮していく病態。脳の中で記憶を司る「海馬」を中心に萎縮していくため、**新しいことが記憶できない。**進行すると時間や場所がわからなくなり、人や物の認識もできなくなってしまう。

10

更年期の不調と似ている病気

注意が必要な症状

更年期には、イライラや情緒不安定などのメンタル面の不調も顕著に現れます。そのクヨクヨ、うつうつがホルモンバランスの崩れによるものであれば更年期の治療でよくなりますが、「うつ病」の場合は、メンタルクリニックでの治療が必要です。

同様に、「この疲れやすさは更年期だからと思い込んでいたら甲状腺疾患だった」などのケースも少なくありません。なかでも、甲状腺の機能が低下する「橋本病」は女性に多く、だるさ、冷え、無気力など更年期の症状とよく似ていますが、更年期に橋本病を合併していることが多いので注意しましょう。

また、関節に炎症が広がる関節リウマチも更年期以降に増える自己免疫疾患です。甲状腺や関節リウマチはまずは血液検査等で調べ、異常があれば専門医に相談します。

【更年期の不調と間違えやすい病気】

メニエール病

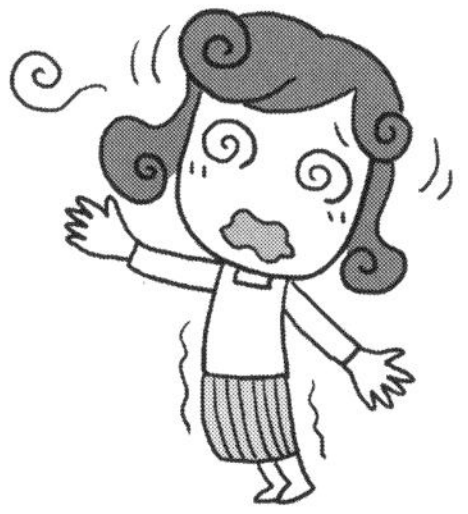

耳の内部「内耳」にリンパ液が溜まり、腫れた状態になることが原因とされ、激しい回転性のめまいに、難聴、耳鳴り、**耳が詰まる感じが伴う発作が繰り返される病気。これらの症状が数十分〜数時間続く**こともある。

橋本病

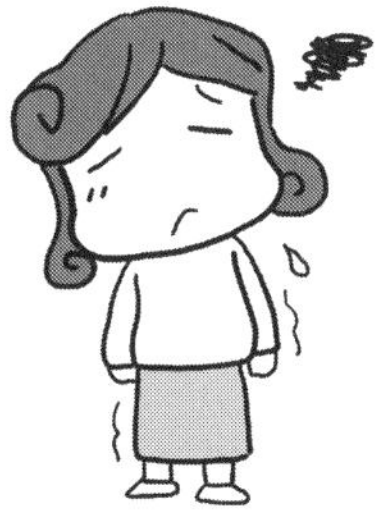

慢性甲状腺炎とも言い、慢性的に甲状腺が炎症し甲状腺の機能が低下する自己免疫疾患。全身の代謝を活性化する甲状腺ホルモンが少なくなるため、**疲れやすくなったり、体重が増加したり、時にはうつ病のような症状**が現れる。

関節リウマチ

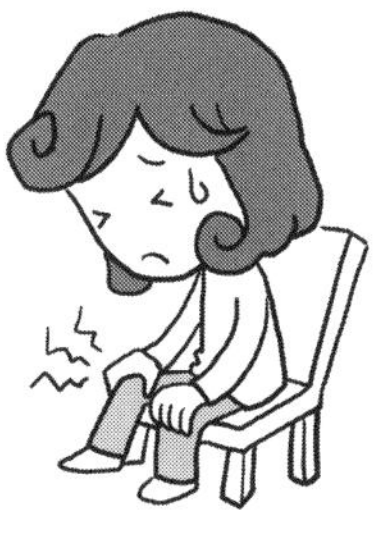

手指の関節などが腫れたり痛んだりする自己免疫疾患。進行すると、関節が破壊されてしまい、日常生活に支障がでてくる。40〜50代の女性に多く、主に手や**足の関節から始まり、次第に全身へと痛みが広がっていく。**

ほかにも**自律神経失調症、糖尿病、肩関節周囲炎（四十肩、五十肩）**なども更年期以降に発症しやすい病気です。自分の体を知るよいきっかけと考えて、定期的に検査しましょう。

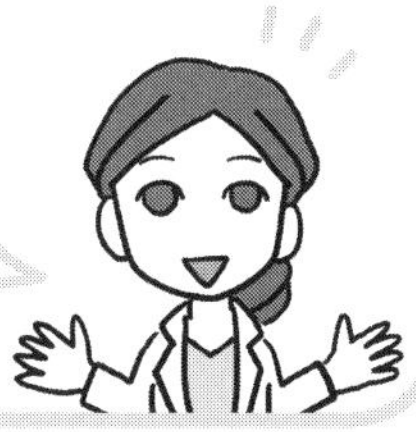

はみだしマンガ その2
「すべて更年期のせい？」

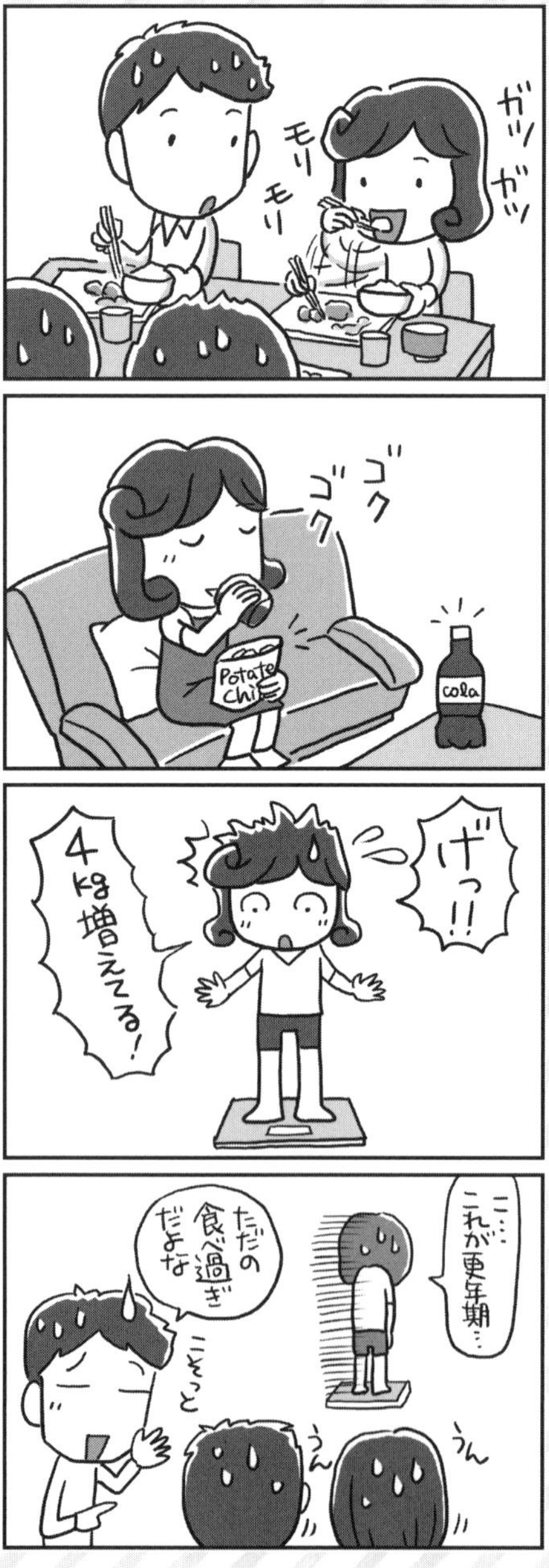

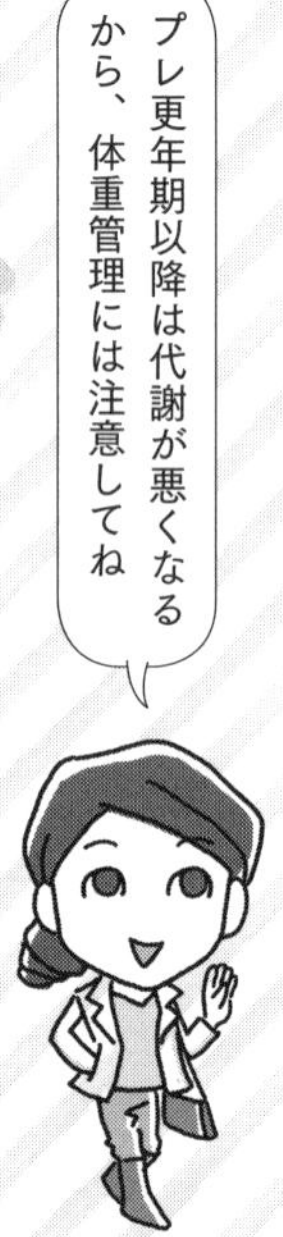
プレ更年期以降は代謝が悪くなるから、体重管理には注意してね

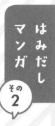

PART 3

更年期を迎える前に始めたいセルフケア

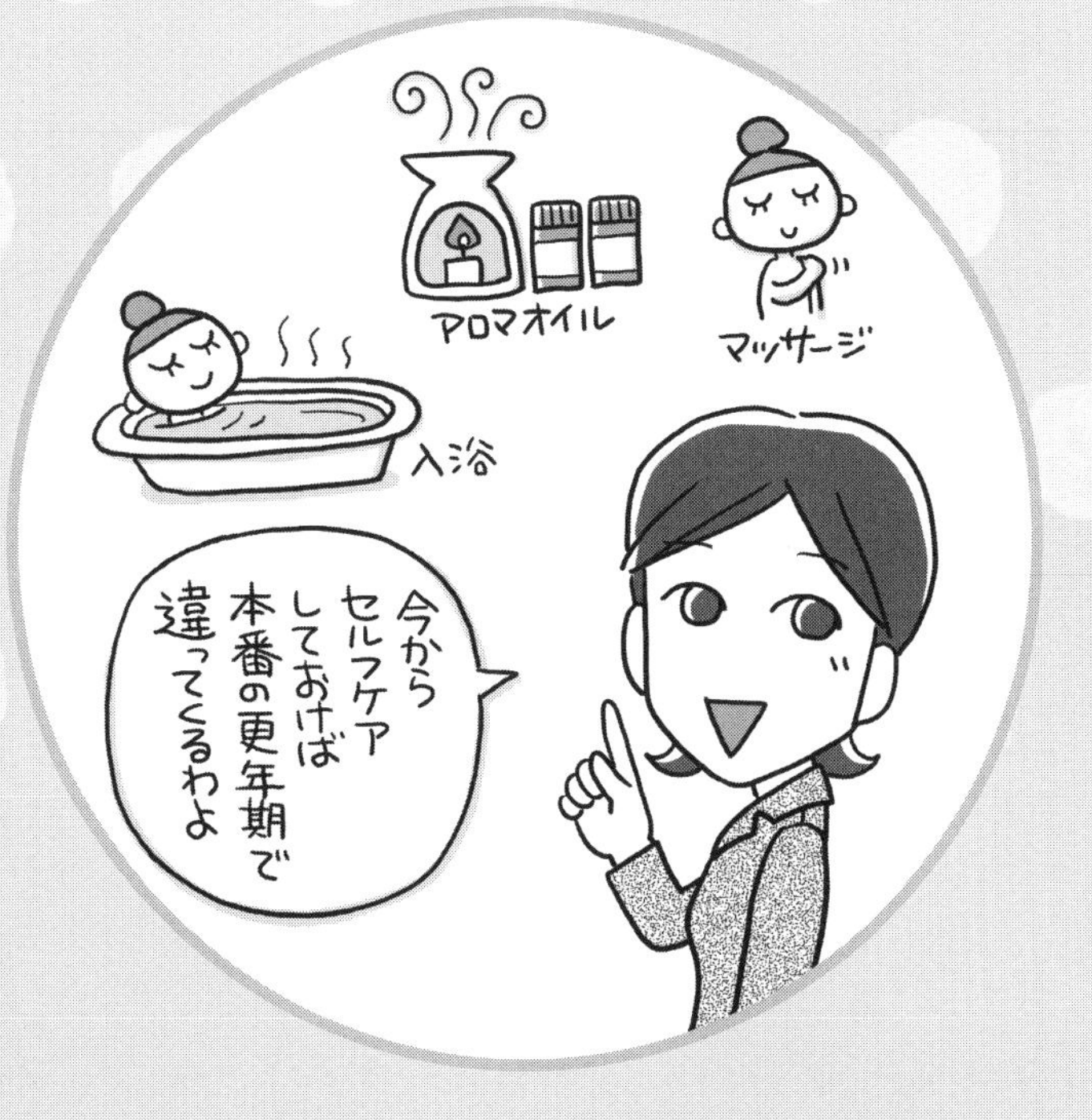
アロマオイル
マッサージ
入浴
今から セルフケア しておけば 本番の更年期で 違ってくるわよ

あの不調やこの不調……　放っておかずにセルフケア

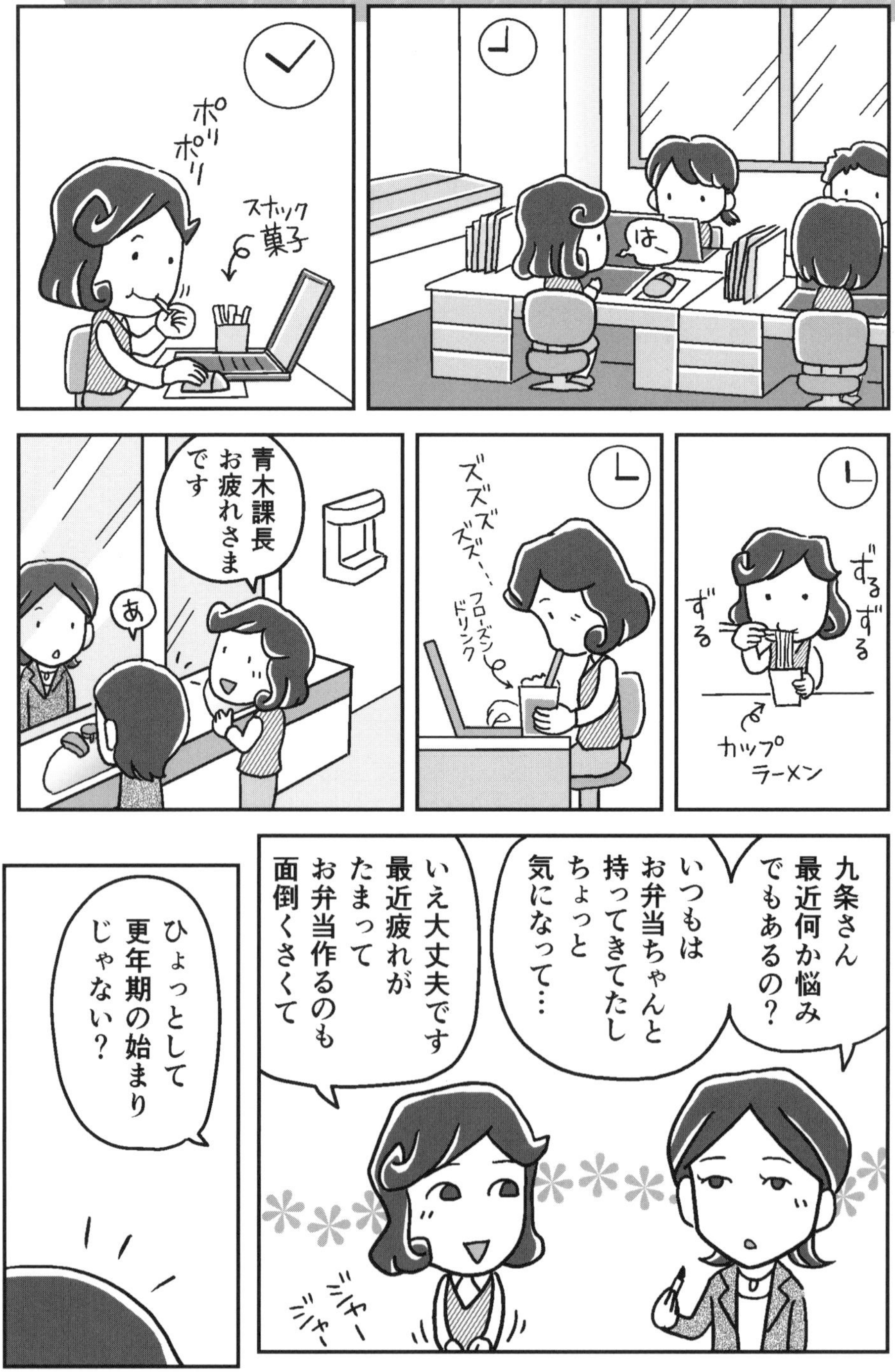
は～
ポリポリ
スナック菓子
ずるずる
ずる
カップラーメン
ズズズズズ…、
フローズンドリンク
青木課長お疲れさまです
あ
九条さん最近何か悩みでもあるの？
いつもはお弁当ちゃんと持ってきてたしちょっと気になって…
いえ大丈夫です最近疲れがたまってお弁当作るのも面倒くさくて
ジャージャー
ひょっとして更年期の始まりじゃない？

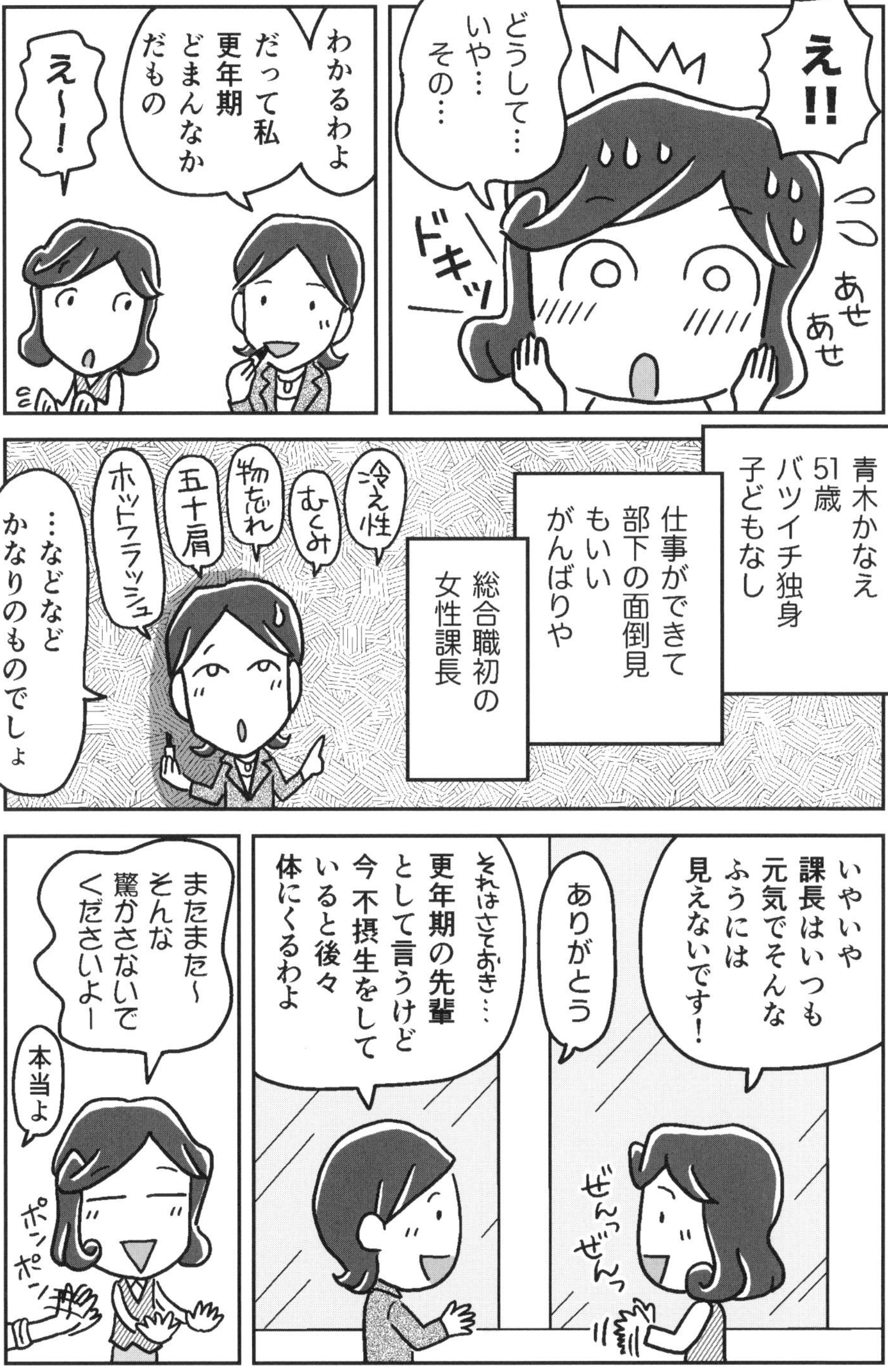
え!!
どうして…
いや…
その…
ドキッ
あせ
あせ
わかるわよ
だって私
更年期
どまんなか
だもの
え〜!
青木かなえ
51歳
バツイチ独身
子どもなし
仕事ができて
部下の面倒見
もいい
がんばりや
総合職初の
女性課長
冷え性
むくみ
物忘れ
五十肩
ホットフラッシュ
…などなど
かなりのものでしょ
いやいや
課長はいつも
元気でそんな
ふうには
見えないです!
ありがとう
ぜんっ
ぜんっ
それはさておき…
更年期の先輩
として言うけど
今不摂生をして
いると後々
体にくるわよ
またまた〜
そんな
驚かさないで
くださいよー
本当よ
ポン
ポン

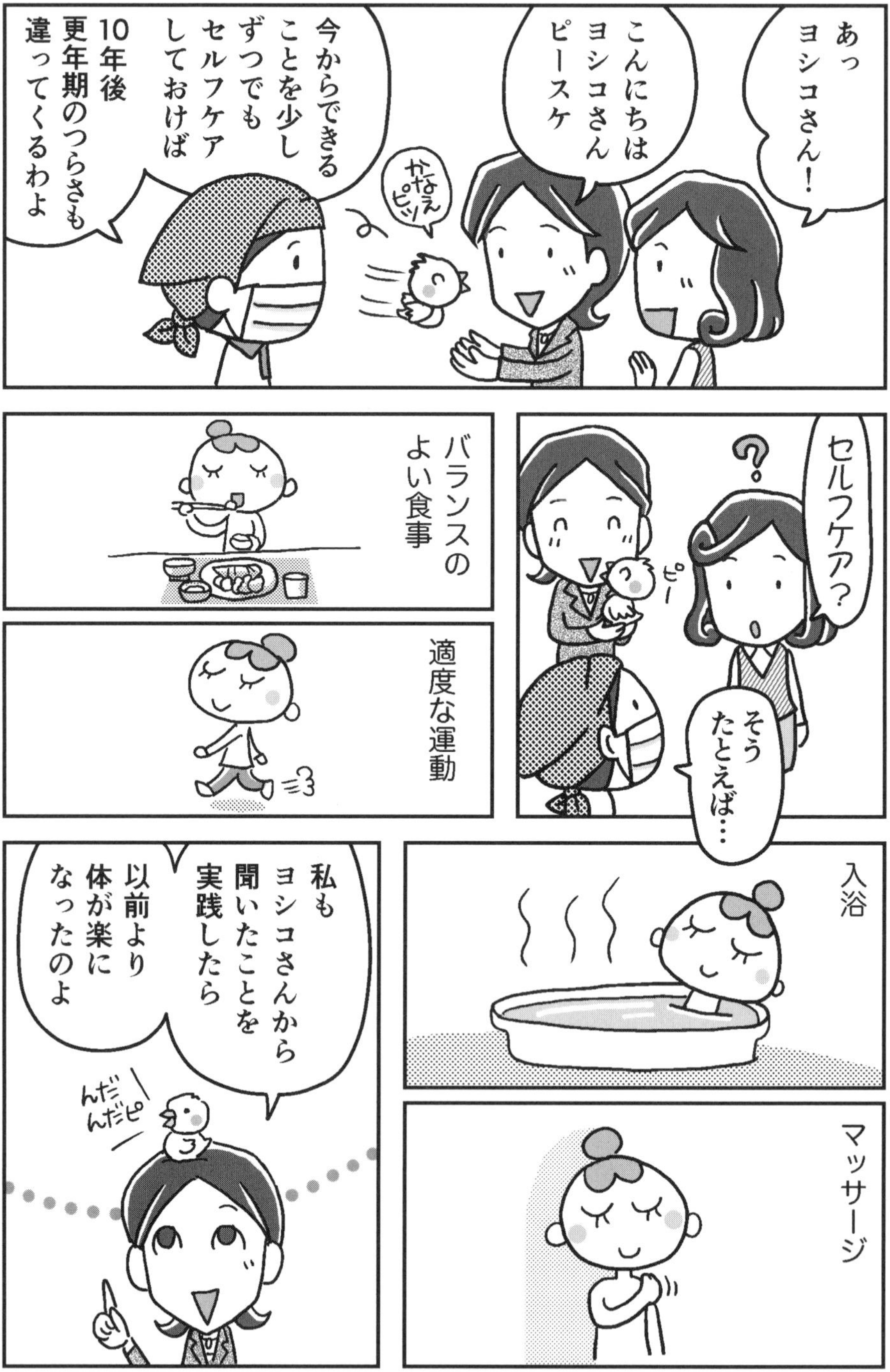
あっヨシコさん！
こんにちはヨシコさんピースケ
かなえピッ
今からできることを少しずつでもセルフケアしておけば10年後更年期のつらさも違ってくるわよ
セルフケア？
ピー
そうたとえば…
バランスのよい食事
適度な運動
入浴
マッサージ
私もヨシコさんから聞いたことを実践したら以前より体が楽になったのよ
んだんだピ

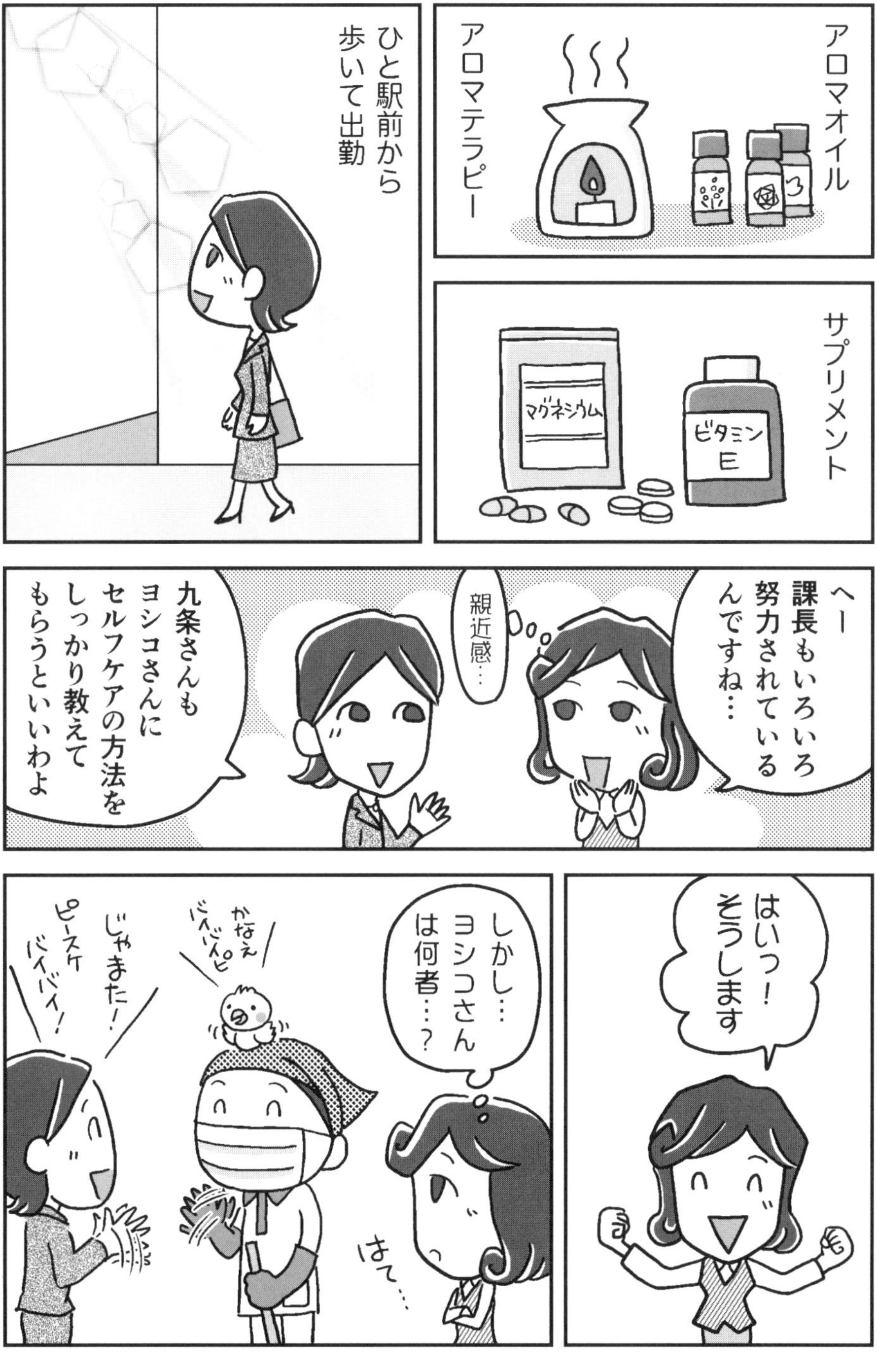

アロマオイル
アロマテラピー
サプリメント
マグネシウム
ビタミンE
ひと駅前から歩いて出勤
へー 課長もいろいろ努力されているんですね…
親近感…
九条さんもヨシコさんにセルフケアの方法をしっかり教えてもらうといいわよ
はいっ! そうします
しかし…ヨシコさんは何者…?
はて…
かなえ ばいばいピ
じゃまた!
ピースケ バイバイ!

11

生活習慣でホルモン減少をストップ

「つらい」と感じる前に、生活習慣を整える

健康な体をつくる上で大切なのは、「食事」「運動」「睡眠」の生活習慣。わかってはいても、食事は栄養バランスを考えず適当に済ませ、運動をする時間はもちろんなく、あっという間に深夜になって倒れるように寝てしまい、朝早く起きる、なんていう毎日を送る女性も多いでしょう。20代、30代は少しくらい無理をしてもなんとかなったかもしれませんが、女性ホルモンの低下が始まるプレ更年期からはそうもいきません。生活習慣の乱れが原因になり、さらなる不調を招いてしまうのです。

まずは**禁煙し、ビタミンやたんぱく質をバランスよく摂れる食事、ウォーキングなどの運動習慣、良質な睡眠の確保に努め、意識的に生活習慣を見直しましょう。**さらに、ストレスの多い**現代社会では「ストレスケア」も欠かせません。**ストレスを上手に解消する自分なりの方法を見つけて、日々の生活を楽しいものにしていくことも大切です。

【女性ホルモンのバランスを整える生活習慣】

ホルモンバランスをつくるのは毎日の生活習慣。少しの心がけで生活習慣は変わるので、できることから始めましょう。

食事

毎日の食事が私たちの体をつくります。プレ更年期こそ、**栄養とバランスのよい食事**を心がけましょう。▶58ページ

運動

大切なのは「体を動かす」習慣づくりです。**適度な運動を続けること**が、体と心によい影響をもたらします。
▶64ページ

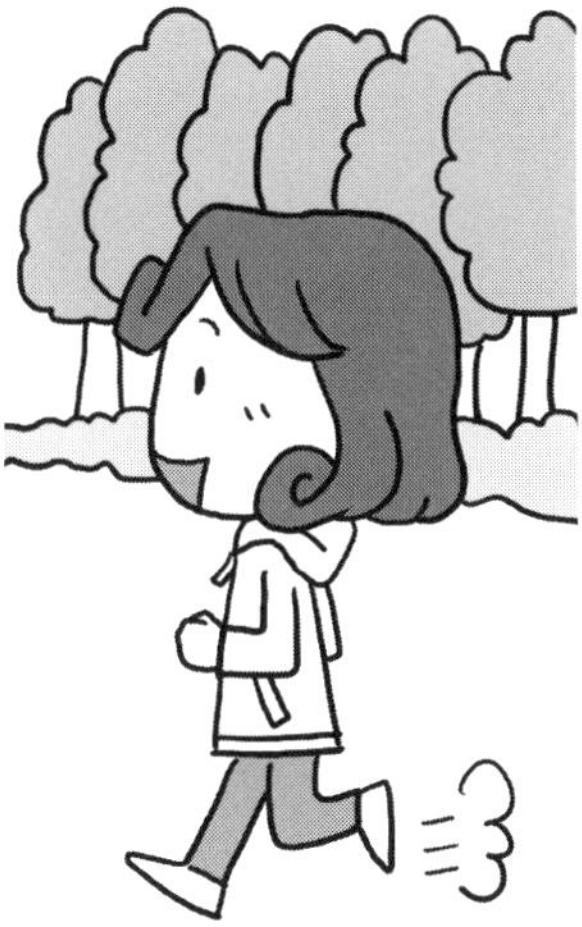

メンタルケア

落ち込んだりイライラしたり、心の不調を感じやすい時期です。**ひとりで抱え込まず、上手に解消する**方法を身につけましょう。▶76ページ

睡眠

良質な睡眠が女性ホルモンを育てます。睡眠不足は、自律神経や免疫におよぼす不調が大きくなるので注意が必要です。
▶68ページ

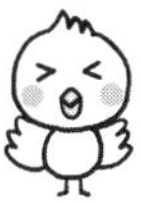

生活習慣はすぐに変えられるものではないから、
できることからひとつずつ始めてみて。

12

プレ更年期からの食事

バランスのよい毎日の食事が女性ホルモンを育てる

忙しい毎日に追われて、必要とされている栄養素を十分に摂れていない女性が増えています。**働く女性の9割はたんぱく質、ビタミン、ミネラル、カルシウムなどの栄養素が不足**しており、慢性的な疲れ、肌荒れや便秘などの更年期の不調を助長させる危険性があります（２０１６年まるのうち保健室調べ）。

まずは１日３食、バランスのよい食事を心がけましょう。一番多く摂りたいのが野菜、きのこ、海藻類、その次が肉・魚・大豆製品などのたんぱく質です。そしてお米・パンなどの炭水化物は控えめにし、フルーツなどの甘いものは食事の最後に食べるようにしてください。また、よい脂質（ＥＰＡ、ＤＨＡ、エゴマ油、シソ油、オリーブオイル等）やミネラルをたっぷり摂りましょう。油抜き、塩抜きの食事より、女性はバランスがよく細胞を生き生きとさせる食事を心がけたいです。

【バランスのよい食事のコツ】

乳製品・肉・魚・野菜を中心に

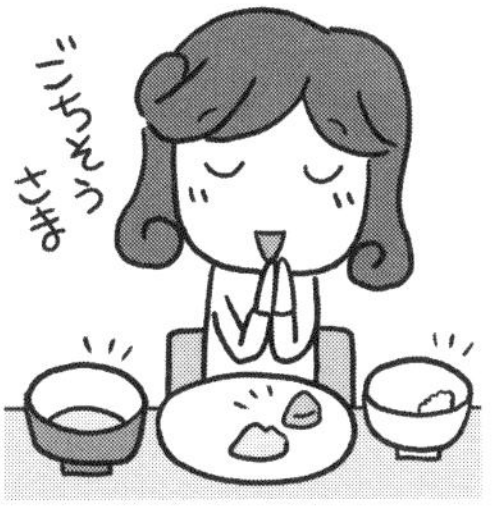

「太りやすくなったから」と言って野菜ばかり食べる女性が多いですが、大切なのはバランスです。カルシウムを多く含む乳製品、肉や魚などのたんぱく質も意識的に摂りましょう。炭水化物や糖質は食事の最後に摂ると、血糖値が上がりにくくなります。

なるべく自炊

外食やコンビニ弁当が続くと、どうしても栄養バランスが偏ってしまいます。夜に外食するなら、昼間は手作りの弁当を持参するなど、なるべく自炊を心がけましょう。具だくさんのスープやみそ汁も上手に活用してください。

ポリフェノールとビタミンB群

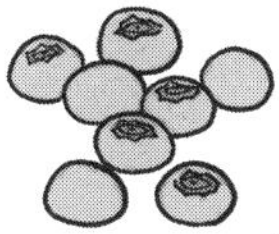

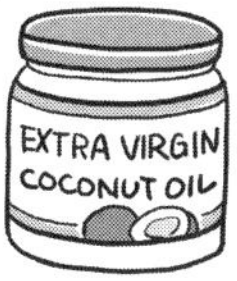

抗酸化作用のあるポリフェノール、神経の働きを整えるビタミンB群はプレ更年期から積極的に摂りましょう。ポリフェノールはぶどう、ブルーベリー、黄や赤の野菜、ビタミンB群は肉や魚の赤身に多く含まれます。また、上質なオイルの摂取もおすすめです。

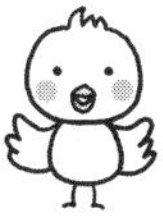

「昨日は炭水化物が多かったから今日は野菜を多くしよう」など、栄養バランスは3日単位で考えるといいのよ。

13

更年期症状を緩和する食材

更年期に弱くなるところを、栄養面でカバー

女性ホルモンが減少し始めるプレ更年期には、女性ホルモンの働きを支える栄養素を積極的に摂りましょう。また、女性ホルモンの守りがなくなることで現れる不調に対して効果を発揮する食材も意識して摂りたいところです。具体的には、女性ホルモンと似た働きをするイソフラボンを多く含む大豆製品、心臓・脳血管系疾患への抑制や抗うつ作用が期待できる青魚、ビタミンが豊富で美容にも欠かせない緑黄色野菜、代謝を高めるミネラルを多く含む海藻類、低カロリーで食物繊維が豊富なきのこ類、栄養価の高いいも類、そして、ビタミンがバランスよく含まれるゴマやナッツ類などがおすすめです。

更年期症状に効果のある栄養素だからといって、それればかりを食べるのはNGです。大切なのは「バランスのよい食事」を心がけること。そして、ゆっくり食事の時間を楽しむことも大切です。

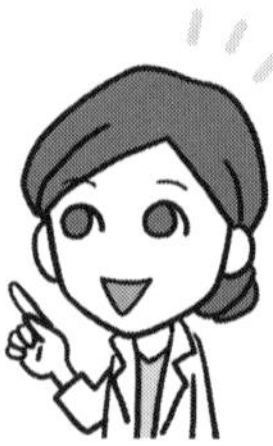

【プレ更年期以降に摂りたいおすすめ食材】

納豆

更年期症状の緩和に効果的なイソフラボン、骨を丈夫にするビタミンK、**皮膚や粘膜、毛髪を保護**するビタミンB_2、**生活習慣病の予防**効果が期待できるナットウキナーゼなど、必要な栄養素が盛りだくさんです。

トマト

抗酸化作用のあるリコピンを多く含み、更年期に注意が必要な**がん、動脈硬化、糖尿病の予防**に効果的な食材。細胞の老化を防ぎ、血液の循環をよくするビタミンEが豊富なので、**冷え性**や**肩こりの改善、美肌**にも効果的です。

セロリ

血糖値の上昇を抑え、コレステロールを効果的に排泄する食物繊維、皮膚と粘膜を守り、**がん**や**動脈硬化の予防**に役立つβ-カロテン、**認知症予防**に役立つ葉酸などが豊富。茎よりも葉に多くの栄養素が含まれるので、丸ごと使って。

小松菜

皮膚や粘膜を健康に守るβ-カロテン、**骨粗しょう症予防**に欠かせないカルシウム、**美肌**に効果的なビタミンCをバランスよく含む万能野菜。β-カロテンは油の調理で吸収率が高まるので、さっと炒めるとよいでしょう。

きのこ類

自律神経を整えるのに役立つビタミンB群、カルシウムの吸収率を高めるビタミンD、**免疫力を高めがんの予防**に効果的なβ-グルカンを多く含みます。β-グルカンは食物繊維なので、腸の活動を促し、**便秘を改善**してくれます。

サバ

脳の発達に有効で**認知症予防**が期待できるDHA、カルシウムの吸収を高めるビタミンD、血液をサラサラにするEPA、**貧血の予防**と改善に役立つ鉄を多く含みます。水煮缶は、骨まで食べられるのでカルシウムも補給できて便利です。

14

サプリメントで不調を改善

栄養素の不足や女性ホルモンの減少をフォロー

必要な栄養素は毎日の食事で摂りたいものですが、不足しがちなところはサプリメントで補いましょう。

特に**40歳以降におすすめなのは、ビタミンB群とビタミンEなどの、不足しがちな栄養素を補うサプリメント**です。最近では、女性ホルモンの減少を補い、更年期の不調をサポートする効果が期待できる機能性サプリメントも市販されていますので、自分に合ったものを上手に取り入れてみてください。

なお、**サプリメントを服用するときは、サプリメントアドバイザーや栄養士に相談しましょう。**特に持病のある人は、飲み合わせで薬の効き目が阻害される可能性があるので注意が必要です。

サプリメントはあくまでも栄養補助剤です。依存しすぎず1日の許容上限摂取量を守り、飲みすぎないこと。体調に変化が見られたら専門家に相談してください。

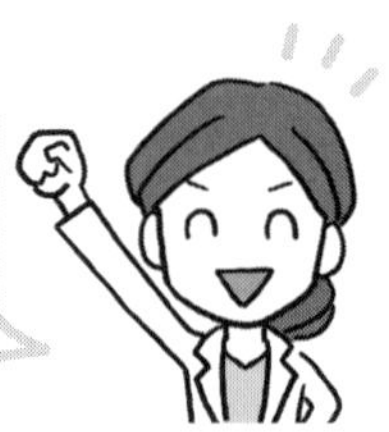

【更年期をサポートする機能性サプリメント】

プエラリア・ミリフィカ

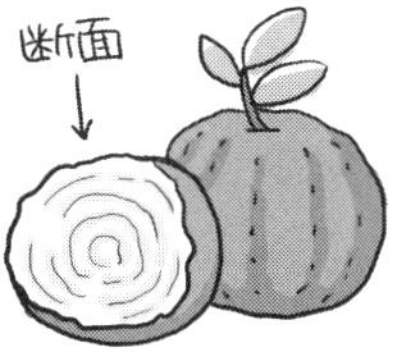

タイ北部やビルマの原生林に自生するマメ科の植物。塊根には少なくとも17種類以上の植物性エストロゲンが含まれることがわかっていて、**更年期症状緩和、骨粗しょう症の予防**に効果が期待されます。

マカ

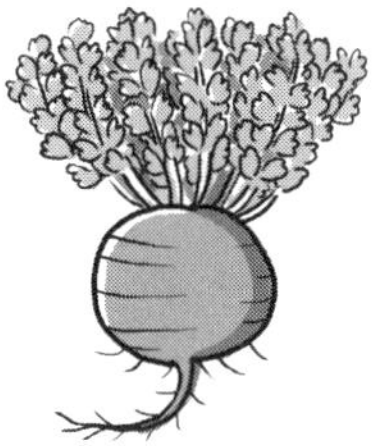

アンデス山脈の高地4000mを原産とするアブラナ科の多年草。「アダプトゲン」という成分が、副腎・甲状腺・卵巣・精巣をコントロールする中枢神経に作用し、**ホルモン分泌の調整に役立ち**ます。

チェストツリー

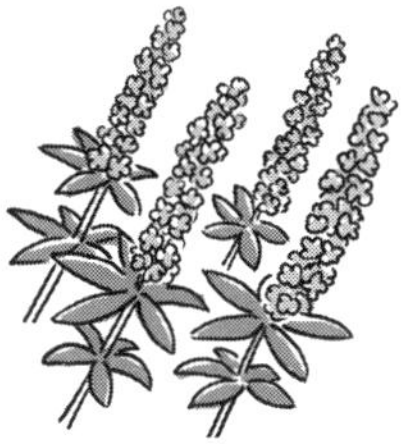

地中海沿岸や中央アジアに自生する落葉低木。ホルモンバランスを整え、紀元前400年頃から婦人科系疾患の治療に用いられていました。ヨーロッパでは、**月経前症候群（PMS）改善**の医薬品として広く処方されています。

ブラックコホシュ

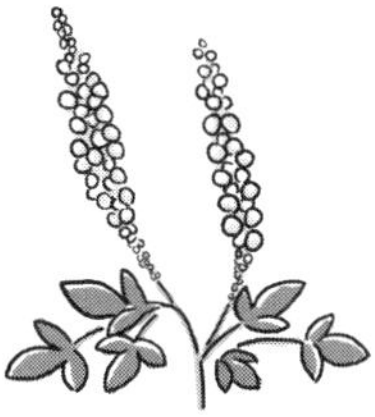

むかしから婦人疾患に使用されてきた北米原産の植物。**ほてり、多汗、不眠、抑うつなどの更年期症状**や**月経前症候群（PMS）の改善**に効果があります。ただし、肝機能が気になる人は摂取を控えてください。

15

ゆるく続けられる運動で症状を軽減

すぐに始められるウォーキング

体がだるく、気力もわかず、ついゴロゴロとしたくなるプレ更年期ですが、**更年期の不調を改善するには適度な運動が効果的**です。激しい運動をする必要はありません。**まずは気軽に行えるウォーキングから始める**ことをおすすめします。

これまで、まるで運動をしていなかった人が、はじめから「毎日1時間走る」などの高い目標を掲げてしまうと、挫折してしまいがちです。大切なのは運動の習慣をつけることなので、散歩気分で20分近所を歩く、買い物は少し遠出して歩いて行くなど、続けられそうなことから始めましょう。

なお、ウォーキングはフォームが大切です。猫背でだらだらと歩いていては、効果が半減しますので、正しい姿勢を保ち、全身を使って歩くことを心がけてください。そして、慣れてきたら徐々に時間と距離を増やしていきましょう。

【効果的なウォーキングの姿勢】

体の中心を意識する

壁を背にして猫背にならないように、まっすぐ立ちます。**体の中心「体幹」を意識**しましょう。

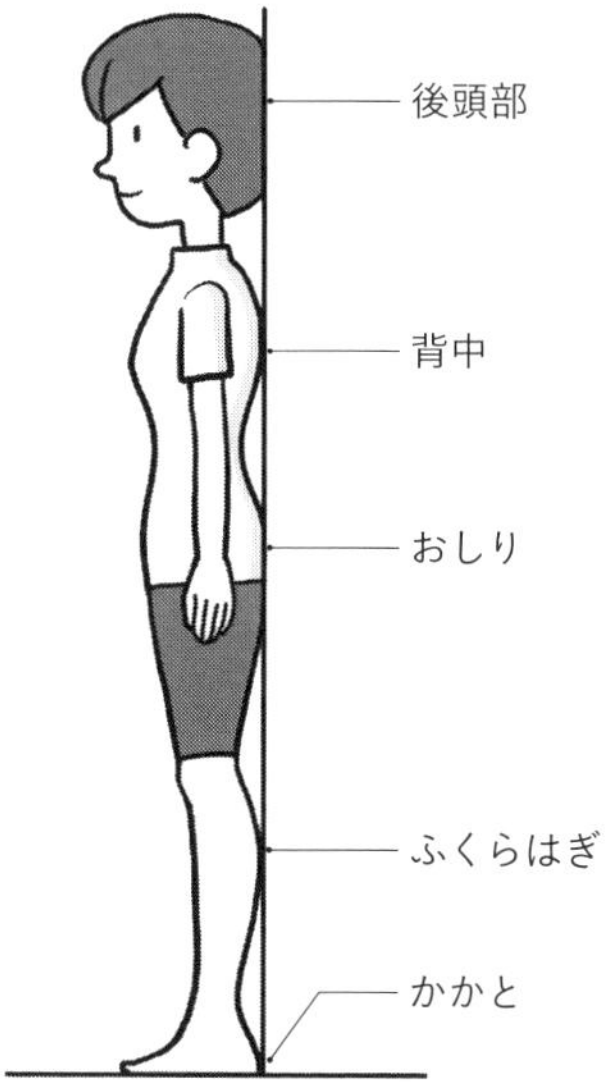

ここをチェック！

- **耳から肩・腕・腰・足を1直線にする**
- **左右の肩の高さをそろえる**

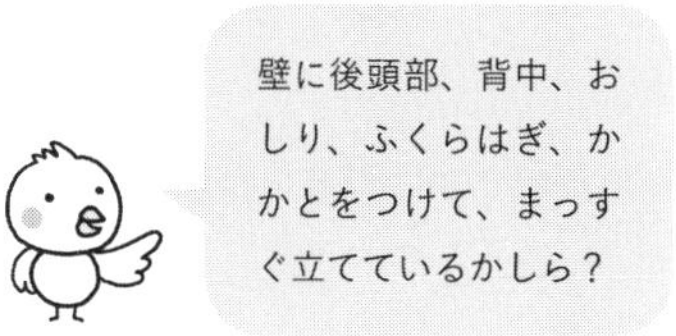

壁に後頭部、背中、おしり、ふくらはぎ、かかとをつけて、まっすぐ立てているかしら？

正しいウォーキング

正しい姿勢を意識しながら、できるだけ**大股**で歩きます。**リズミカルに腕を振って歩きましょう。**

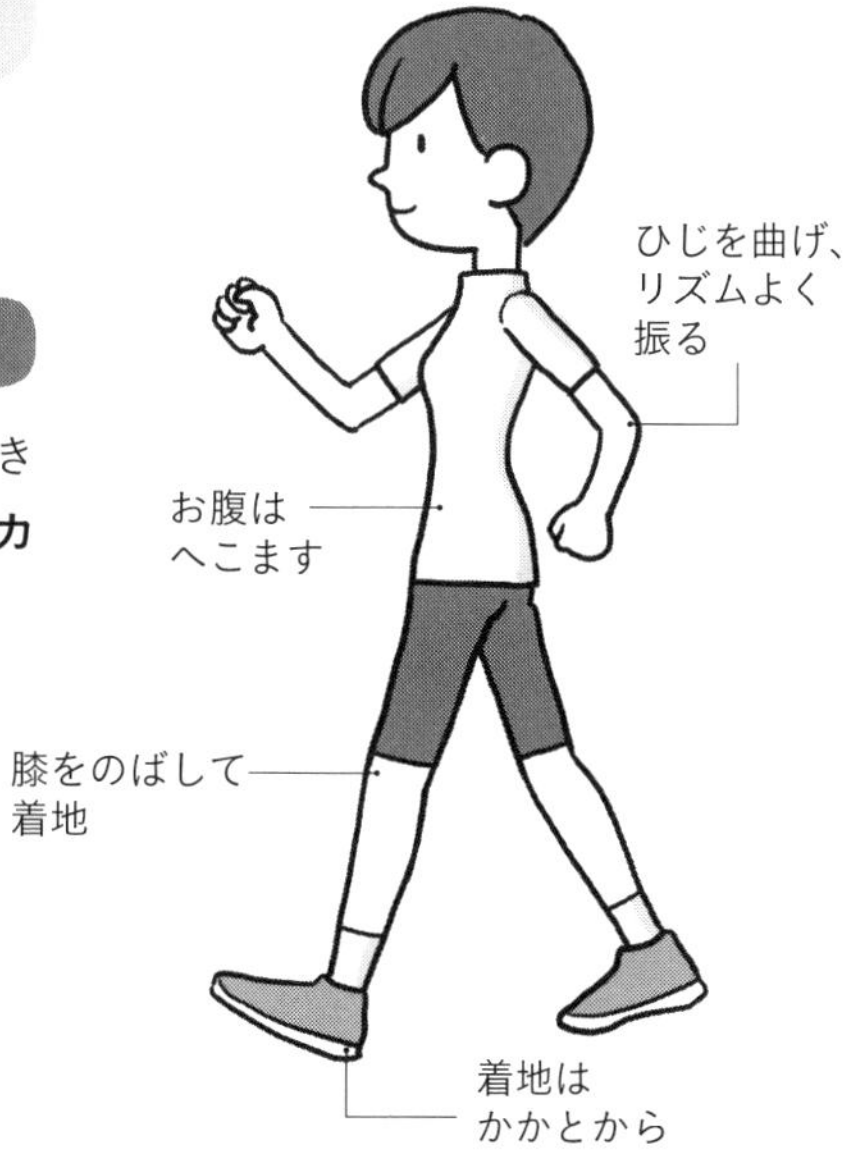

ひじを曲げ、リズムよく振る
お腹はへこます
膝をのばして着地
着地はかかとから

【そのほかのおすすめのエクササイズ】

外出するのはおっくうという人のために、室内でできるエクササイズをご紹介します。まずは続けることを目標に取り入れてみてください。

ヨガ

自律神経を整える効果が期待できます。体幹が鍛えられ、体の歪みが矯正されて、血流がよくなります。呼吸のリズムを整えることで**集中力が高まり、ストレス解消にも効果的**です。

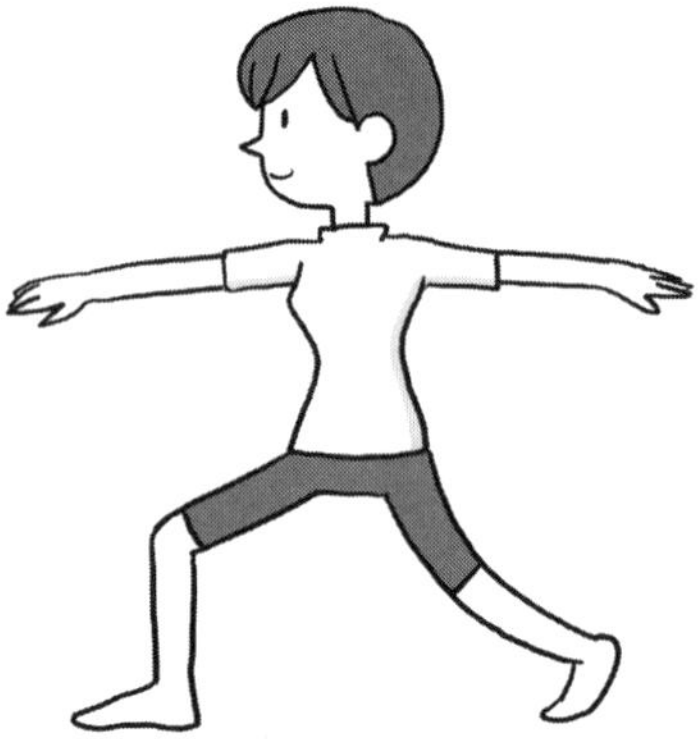

ピラティス

インナーマッスルを鍛えるエクササイズです。普段は意識することのない筋肉を鍛えることで、**体の歪み、肩や首のこりが改善**されます。筋肉がつくと基礎代謝がアップするので、**太りやすくなる更年期にはおすすめ**です。

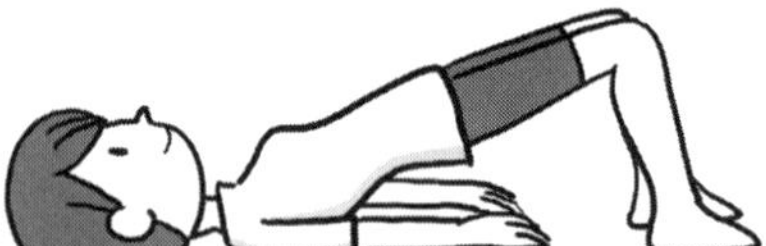

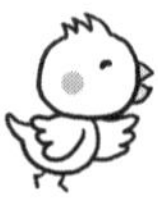

とにかく運動習慣をつけるのが目的よ。ダンス、太極拳、テニス、バレエなど、自分が無理なく続けられそうな運動を取り入れてみて！

できることからちょっとずつ
外出を楽しもう

プレ更年期になると、体がとにかくだるくなったり、何もやる気が起きなかったりと、どうしても家に閉じこもりがちになります。何もしていない自分にさらに落ち込むなど、悪循環に陥る人も多いです。

体や心がどうしてもしんどいときは、思い切って休むことも必要ですが、少しでも体を動かせそうなら、外出してみましょう。**ウィンドウショッピングをする、カフェでティータイムを楽しむ、映画を観る、マッサージやエステに行くなど、自分の「したいこと」で、外出するきっかけをつくりましょう。**

プレ更年期は、自分の体と心に向き合うよいタイミングでもあります。浮き沈みの波はあるけれど、その波を乗りこなしながら、楽しく素敵な人生にしていきましょう。

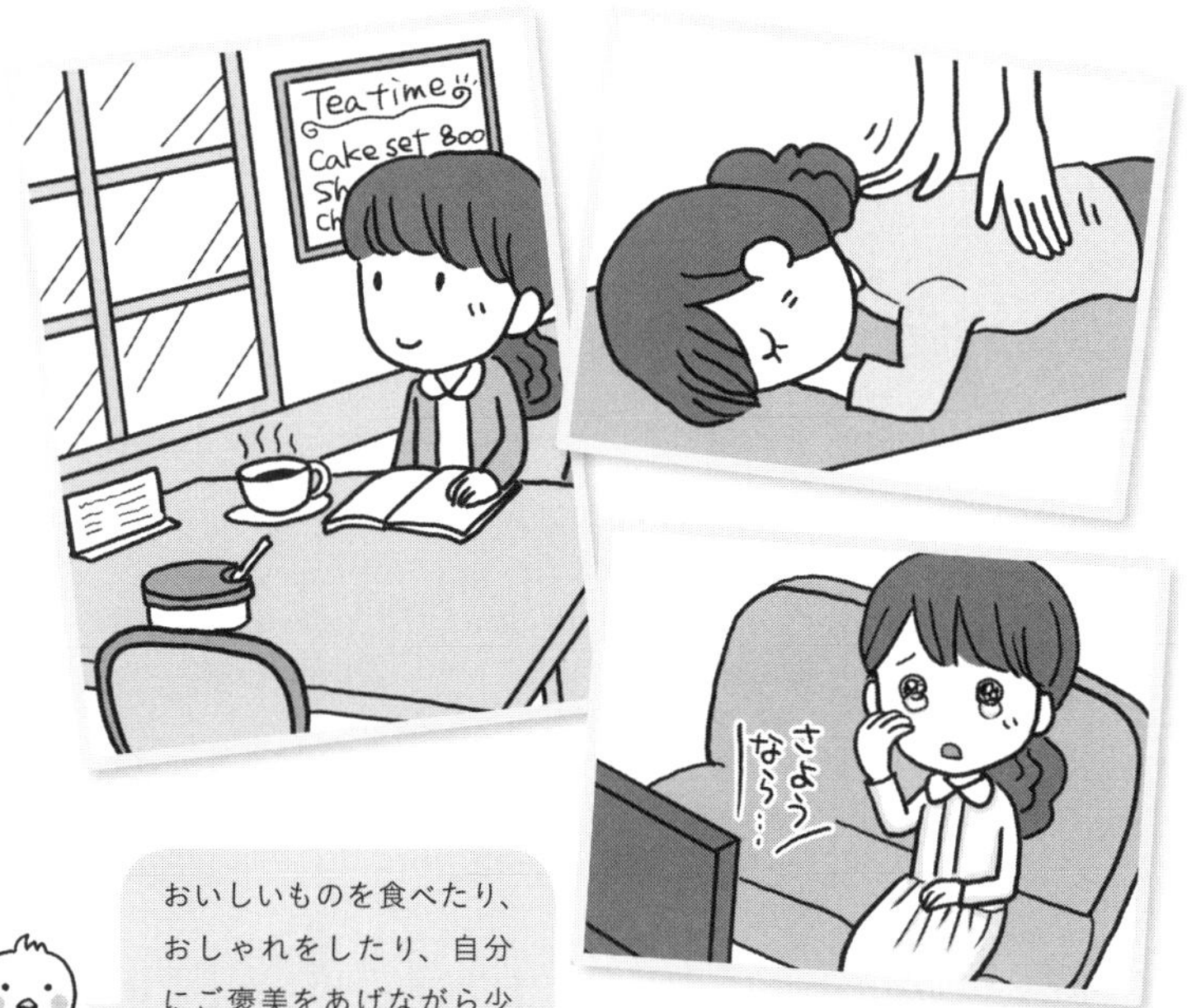

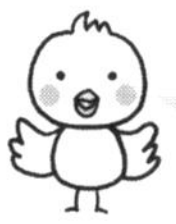

おいしいものを食べたり、おしゃれをしたり、自分にご褒美をあげながら少しずつね。

16

睡眠で不調を緩和

プレ更年期は、「眠り」に意識を高める

寝つきが悪くなって疲れが取れなかったり、夜中に目が覚めてしまって明け方まで眠れなかったりと、**プレ更年期以降は睡眠障害に悩む人が多くなりますが、このような睡眠の質の低下も、女性ホルモンの低下が原因です。**睡眠がうまくできないと、動悸や発汗、めまいなどの自律神経失調症状が現れやすくなるほか、判断力や思考力の低下、記憶力にも影響がでてきます。**プレ更年期には「睡眠がもっとも重要！」と肝に命じ、ゆっくり眠れる環境を整えましょう。**

睡眠の質を上げるためには、生活リズムを整えることが大切です。深い眠りに入れるように、就寝の1時間前にはテレビやスマートフォンはオフ、お酒は控え、深呼吸や瞑想などをすると、睡眠の質が変わってくるはずです。なお、いろいろ試しても眠れない場合は、気軽にかかりつけの医師に相談してください。

【よりよい睡眠のためにできること】

規則的な生活リズム

毎日、**同じ時間に起床して、まずは朝日を浴びましょう**。夜も同じ時間に布団に入るようにして、生活リズムを整えることが大切です。

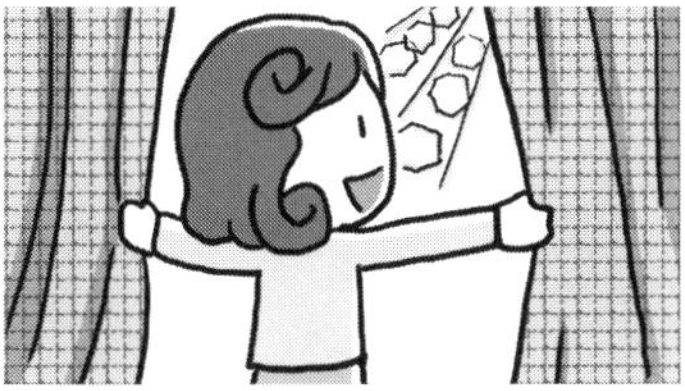

睡眠前にすべてオフ

テレビやスマートフォンの光は脳を覚醒させてしまいます。**就寝1時間前にはテレビは消して**、眠るための気持ちを整えましょう。

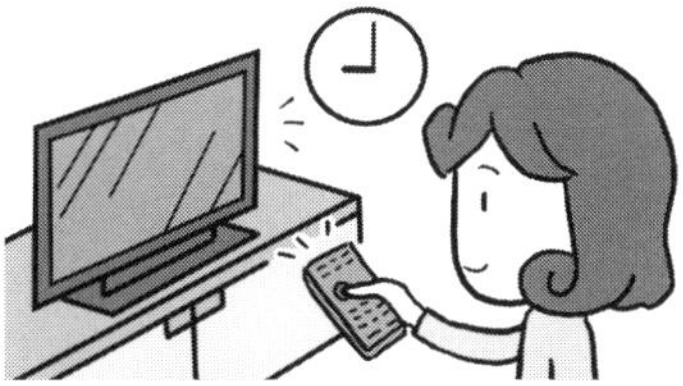

お酒はほどほどに

就寝前、お酒を飲む習慣のある人もいますが、実はお酒の飲みすぎは睡眠の質を下げてしまいます。**寝酒は控えましょう。**

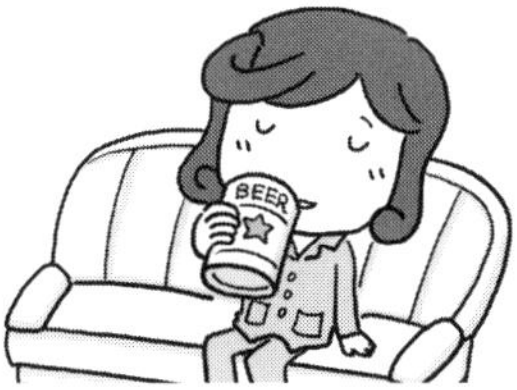

呼吸に集中する

横になったら、ゆっくり深く呼吸を繰り返しましょう。**雑念が浮かんでも、呼吸だけに集中**すると神経が休まります。

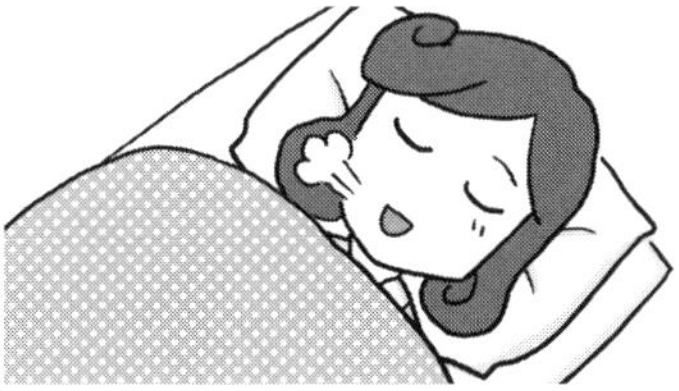

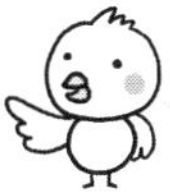

ストレスが溜まると眠りが浅くなってしまうので、日頃からストレスを溜めないようにね。好きな音楽や香りで心をリラックさせるのもおすすめよ。

17

バスタイムで血流をアップ

体を温めると、さまざまな不調が緩和される

お風呂に入ったら気持ちがリラックスした、肌がツルツルになった、体がポカポカしてよく眠れたという経験のある人も多いでしょう。それは体が温まって血流がアップしたことにより、自律神経が整うためです。ですから、時間がないからといってシャワーだけで済ませるのではなく、ゆっくりとバスタブで浸かる時間をつくりましょう。**毎日の入浴で体を温めることによって血流がアップし、冷え性、月経痛、肩こり、不眠、イライラなどの改善が期待できます。**

冷え性に悩む女性には、特に半身浴がおすすめです。38度くらいのぬるめのお湯に、みぞおちくらいまで浸かります。じんわりと汗をかく20分程度、ゆったりと浸かってください。体の芯から温まって血行がよくなり、冷え性の改善が期待できます。また、肩まで浸かる入浴に比べて、心臓への負担が少ないのも半身浴のメリットです。

リラックス効果を高める入浴方法

香り

好みの香りの入浴剤やアロマオイルを見つけて、バスタブに入れましょう。疲れを取り除き、ストレスを癒す効果があります。
▶72ページ

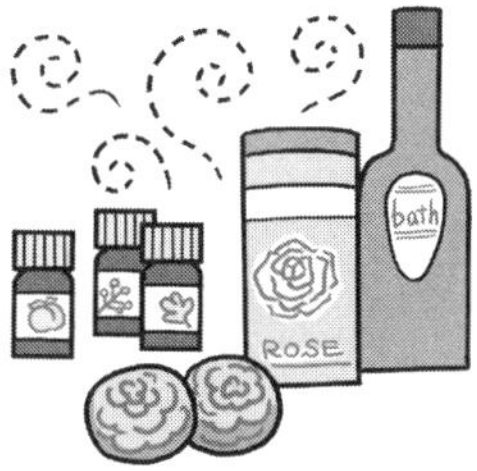

音楽

防水スピーカーを使って、**好きな音楽を聴きながら、ゆっくりバスタイム**を楽しむのもおすすめです。また、スマートフォンに防水カバーをつけても音楽を楽しめます。

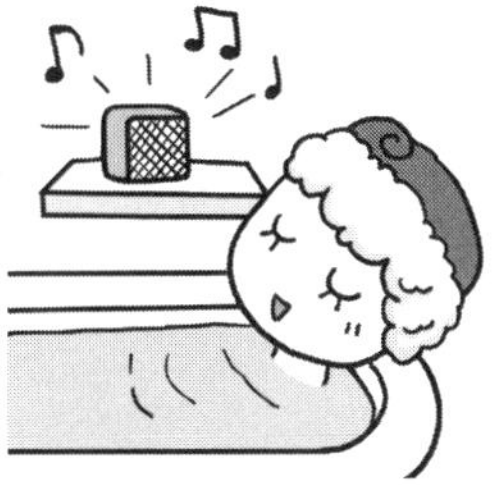

映画

防水ポータブルDVDプレイヤーがあれば、**半身浴をしながらゆっくり映画鑑賞**もできます。水分を摂りながら、ゆっくりできる時間をつくりましょう。

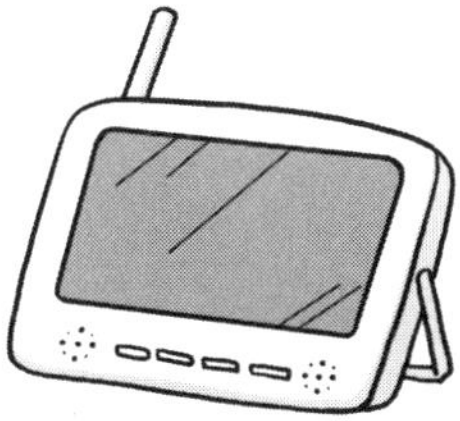

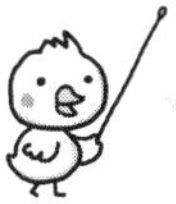

本を読みながらの足浴もおすすめ。まずは週末だけでも、20分の入浴を習慣化してみてはどう？

18

アロマでホルモンバランスを整える

植物の香りが脳に働きかける

アロマテラピーとは、植物の成分を抽出したアロマオイル（精油）を利用して心身のバランスを調整する自然療法のことで、ヨーロッパでは、古くから病気治療のために取り入れられてきました。嗅覚は人間の情緒行動をコントロールする大脳辺縁系に直結しているため、心身の不調を緩和する効果があります。**香りをかぐことで、緊張状態の脳がほぐれてホルモンバランスと自律神経が整えられるので、更年期の不調の緩和にもおすすめです。**

アロマテラピーは、アロマポットやアロマディフューザーなど専用の芳香器を使って精油の香りを空間に広げる方法が一般的ですが、ティッシュペーパーやコットン、ハンカチに精油を1～2滴落として香りを楽しむ方法もあります。また、キャリアオイル（アロマオイルを希釈するための植物油）と混ぜてマッサージに使用すれば、成分が皮膚から浸透して体内へ吸収されるので、よりよい効果が期待ができます。

【プレ更年期に効くアロマオイル】

ゼラニウム

ローズに似た甘美で華やかな香りを持ち、更年期特有の不定愁訴の緩和に役立ちます。**不安感の軽減**、**活力の向上**など精神面への働きのほか、**肌や髪の潤い**に効果的とも言われます。妊娠初期の場合は使用を避けましょう。

ラベンダー

ヨーロッパでは古くから薬用や香水の原料として利用されているハーブの王様。甘く清楚な香りが特徴でリラックス効果が高く、不眠治療にもよく用いられます。血行を促進するので、**肩こりや腰痛**、**神経痛などの緩和**にも効果的です。

クラリセージ

ほんのりスパイシーで甘い香りが特徴で、ホルモンバランスを整え、**月経前症候群（PMS）**、**月経不順**、**更年期の不調**に働きかけます。女性特有の不調への効果が高いため、妊娠中やホルモン治療中は使用を避けましょう。

イランイラン

エキゾチックな香りで、フランスでは香水に欠かせない香りとされています。エストロゲンの分泌を高める成分を含むほか、**心を穏やかにする働き**があるので、プレ更年期からの不調を和らげる効果が期待できます。

使い方

アロマポット

受け皿に水を入れ、好みのアロマオイルを1～5滴入れ、室内に香りが充満するまで焚きます。

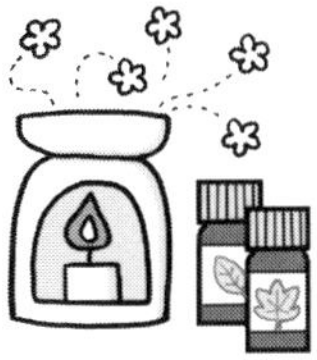

マッサージ

ホホバオイルやスイート・アーモンドオイル5mlに、好みのアロマオイルを1滴混ぜ、マッサージをします。

▶74ページ

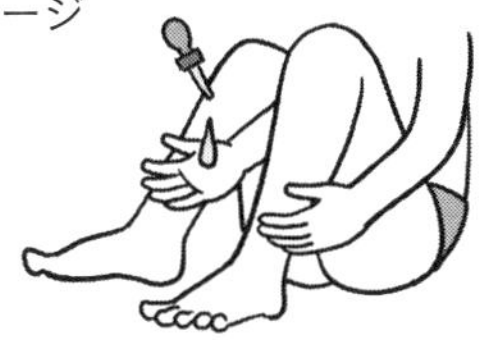

19

セルフマッサージでリンパを流す

老廃物を流して、不調を改善

体内には網の目のようにリンパ管がめぐり、リンパ液が流れています。体内の老廃物を回収して運ぶ役割があるのですが、リンパ液の流れが滞ると老廃物が体内にとどまってしまうため、不調を引き起こす原因にもなります。

体のめぐりが悪くなるプレ更年期こそ、リンパの流れをよくして老廃物を排出することが大切です。リンパの流れが改善すると、自律神経やホルモンバランスが整うので、イライラや抑うつ感、むくみやだるさ、冷えの改善にもつながります。特にむくみやだるさには、定期的なリンパマッサージがおすすめです。

こんな人はリンパマッサージをしてはいけません。

- 心臓疾患のある人
- がんなどの悪性疾患がある人
- 感染症のあるとき
- 皮膚に傷があるとき
- 血圧が高いとき（160mmHg以上）
- 飲酒後や食後２時間以内
- 血栓症の方
- 妊娠初期の方

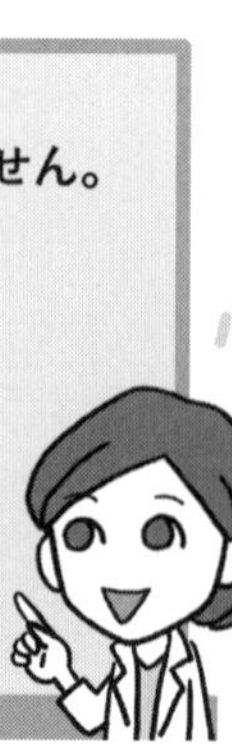

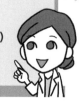

【自宅でできる セルフリンパマッサージ】

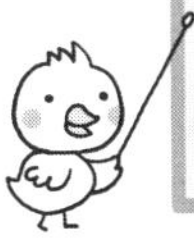

- 力を入れすぎない
- 流す方向を守る
- オイルやクリームを利用する
- 体調が悪いときはしない
- 入浴中はしない
- 爪は短く切っておく

鎖骨リンパ節のマッサージ

イライラや落ち込みを感じるときにもおすすめです。顔のむくみの解消が期待できます。

❶ 首の付け根から鎖骨の上に向かって上から下へやさしく流す。
❷ 耳の後ろから鎖骨のほうへ流す。
❸ 肩の後ろから前のほうへ流す。
❹ 肩から鎖骨まで流す。
❺ 右側も同様に❶〜❹を行い、最後に右から左に向かって流す。

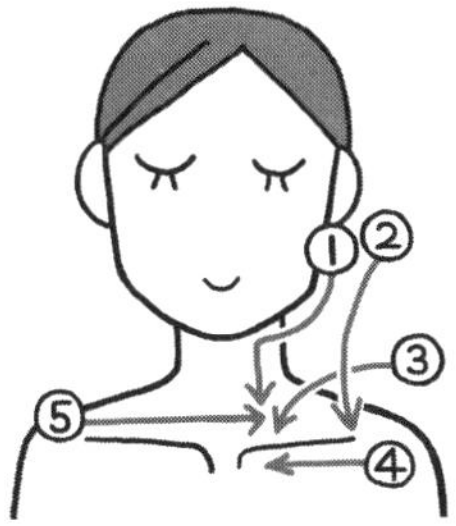

ひざ裏リンパ節のマッサージ

脚のむくみとだるさを感じるときにおすすめです。太もものセルライトの解消も期待できます。

❶ 太ももの中心からおしりへ流す。
❷ ひざの裏は円を描くようにマッサージする。
❸ くるぶしからひざ裏のほうへ流す。
❹ 反対側も同様に行う。

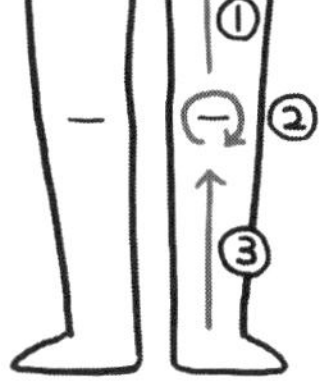

20

メンタルケアで不調を乗り切る

自分に合うリフレッシュ法を見つける

理由もないのにイライラしたり、不安になったり、悲しくなったり、落ち込んだり。さらには何をしてもつまらなくなったりなどのメンタル面の不調は、更年期の典型的な症状です。特に責任感があり、我慢強い日本の女性は、体と心が悲鳴をあげているにもかかわらず、無理をしてしまう傾向があります。

症状が悪化して**病気になってしまう前に、プレ更年期から自分を上手にいたわり、意識的に体と心を休めましょう。**ぼーっとする時間を持つ。ちょっと贅沢をして高級ホテルのラウンジでお茶をする。友だちとの気軽なおしゃべりを楽しむ。エステやネイルサロンで肌や爪をきれいにするのもいいでしょう。**マインドフルネスやカウンセリングも、メンタルケアにおすすめですが、**自分なりのリフレッシュ法を見つけ、いつでも気持ちを前向きに切り替えられるようにしておきましょう。

【メンタル不調の整え方】

「マインドフルネス」と「カウンセリグ」を紹介します。自分に合った方法で、うつうつする気持ちにさよならしましょう。

マインドフルネス

マインドフルネスとは、「今、ここ」に集中する心のあり方のこと。どんな体勢でもよいので、**雑念を持たず、心をリラックスさせ、呼吸だけに集中する**ことがポイントです。毎日行い習慣化することで、気持ちの切り替えができるようになり、**集中力の向上**、**イライラの解消**、**睡眠障害の改善**などの効果が期待でき、更年期症状の緩和にも役立ちます。

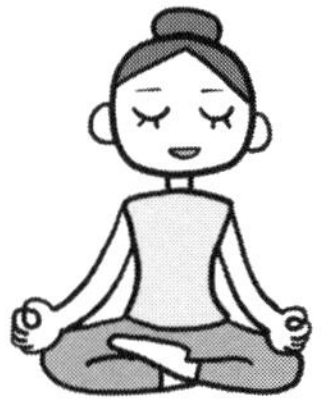

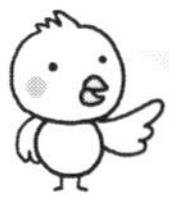

常にたくさんの情報が脳に入ってきてしまうから、何も考えずにぼーっとできる時間が少なくて、心も疲れてしまっているのよ。

カウンセリング

「友達に悩みを話してスッキリした」という経験は、誰にでもあるかと思います。プレ更年期は気分が落ち込み、何事も深刻に考えがちです。気軽に相談できる**友人や家族に話を聞いてもらう**だけでも、気持ちが楽になります。更年期で悩んでいる人たちの集いや**セミナーに参加**するのもおすすめですし、**専門家を頼る**のもひとつの手段です。更年期専門のカウンセラーもいますから、ぜひ頼ってください。

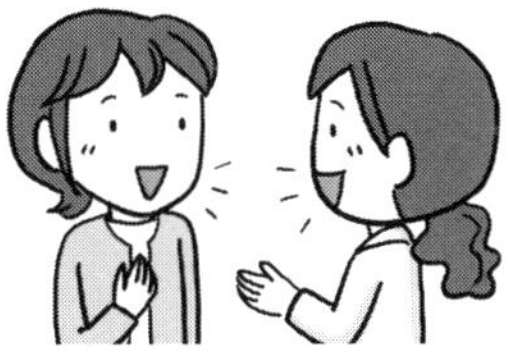

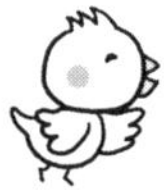

更年期に悩む人たち同士が語り合う「ピアサポート」の場に参加するのもおすすめよ。更年期専門にピア支援を行うNPO法人もあるのよ。

21

婦人科の主治医を持つ

定期的な検診が大切

女性ホルモンには〝ゆらぎ〟があり、その変動と不調の関係を見極めることは大変難しいです。ですから、婦人科の主治医を持ち、長期間にわたって診断してもらうことが望ましいです。もし、あなたにまだ主治医がいなければ、**信頼できるかかりつけ医を見つけましょう。**できれば、更年期障害を診ることができる婦人科がおすすめです。

さらにプレ更年期以降は、さまざまな病気のリスクも高まります。「内科検診」だけではなく、**婦人科、乳腺、甲状腺、リウマチ膠原病検査を含む「女性検診」を1年に1回は受けましょう。**

年代で追加していきたい検査

- 20代 …… 子宮頸がん、感染症、超音波検査
- 30代 …… 乳がん検診
- 40代 …… 女性ホルモン量と骨密度のチェック
- 50代 …… 成人病検診

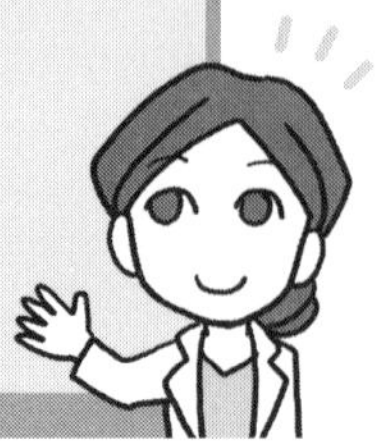

【ライフステージごとに相談ができる婦人科を】

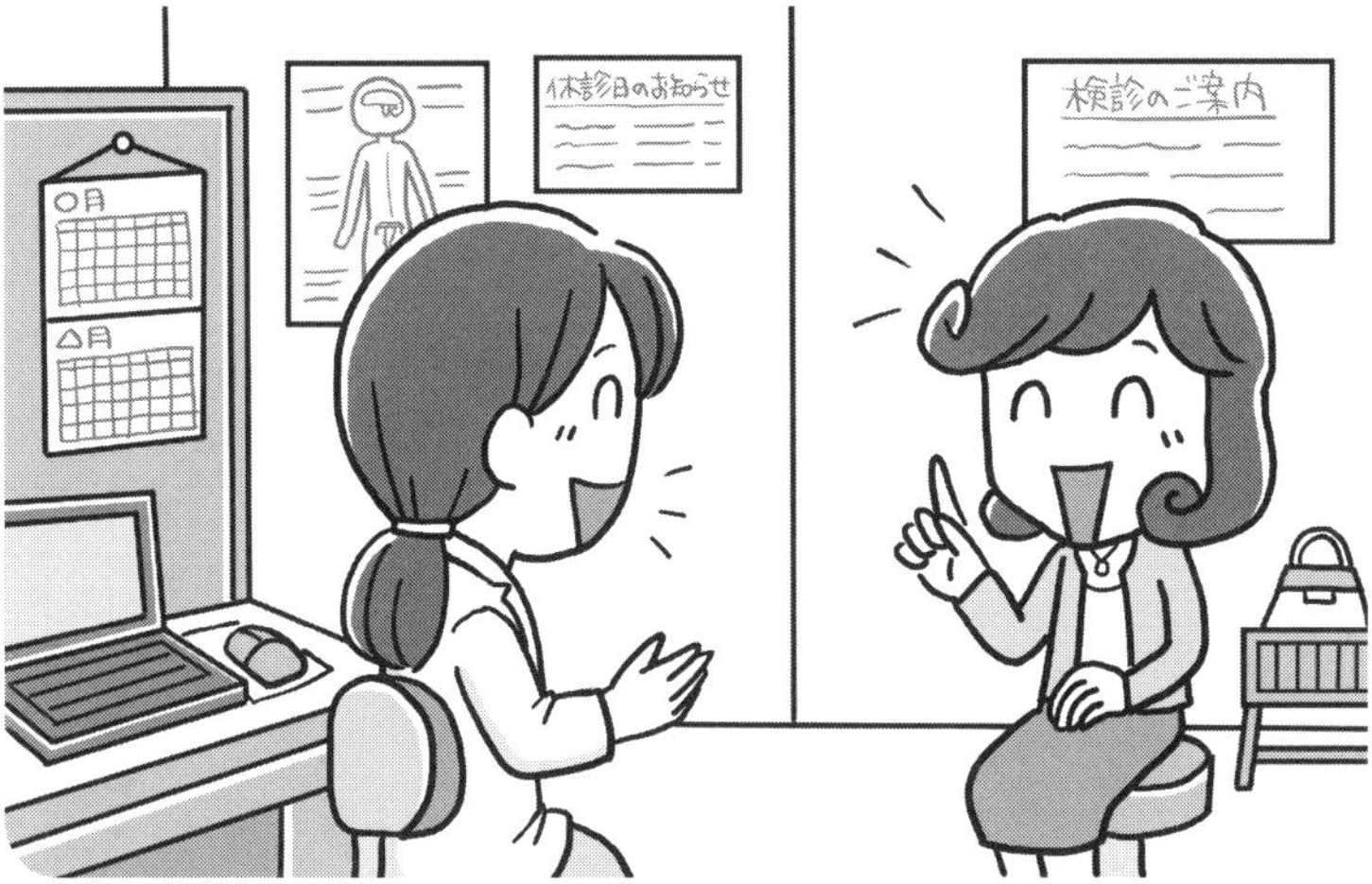

女性の人生は女性ホルモンによって左右されると言っても過言ではありません。月経が始まったばかりの10代、妊娠・出産に最も適した20代〜30代前半、女性ホルモンが減り始めるプレ更年期の30代後半、更年期の不調があらわになり始める40代後半、そして女性ホルモンがゼロとなる閉経後と、それぞれ心身の調子も変動します。

フランスでは10代の女の子が親と一緒に婦人科に通い、思春期から更年期までの女性の体の変化を若い頃から学びながら、さまざまな相談をします。日本では婦人科検査の敷居が高いというイメージを持つ女性が多くいますが、**自分のライフプランのためにも、婦人科受診を習慣化する**ことをおすすめします。

女性ホルモンのサイクルを若い頃から理解できていると、更年期以降の人生設計も変わってくるのよ。信頼できる婦人科医を探すことから始めてみて。

はみだしマンガ その3

「瞑想＝迷走」

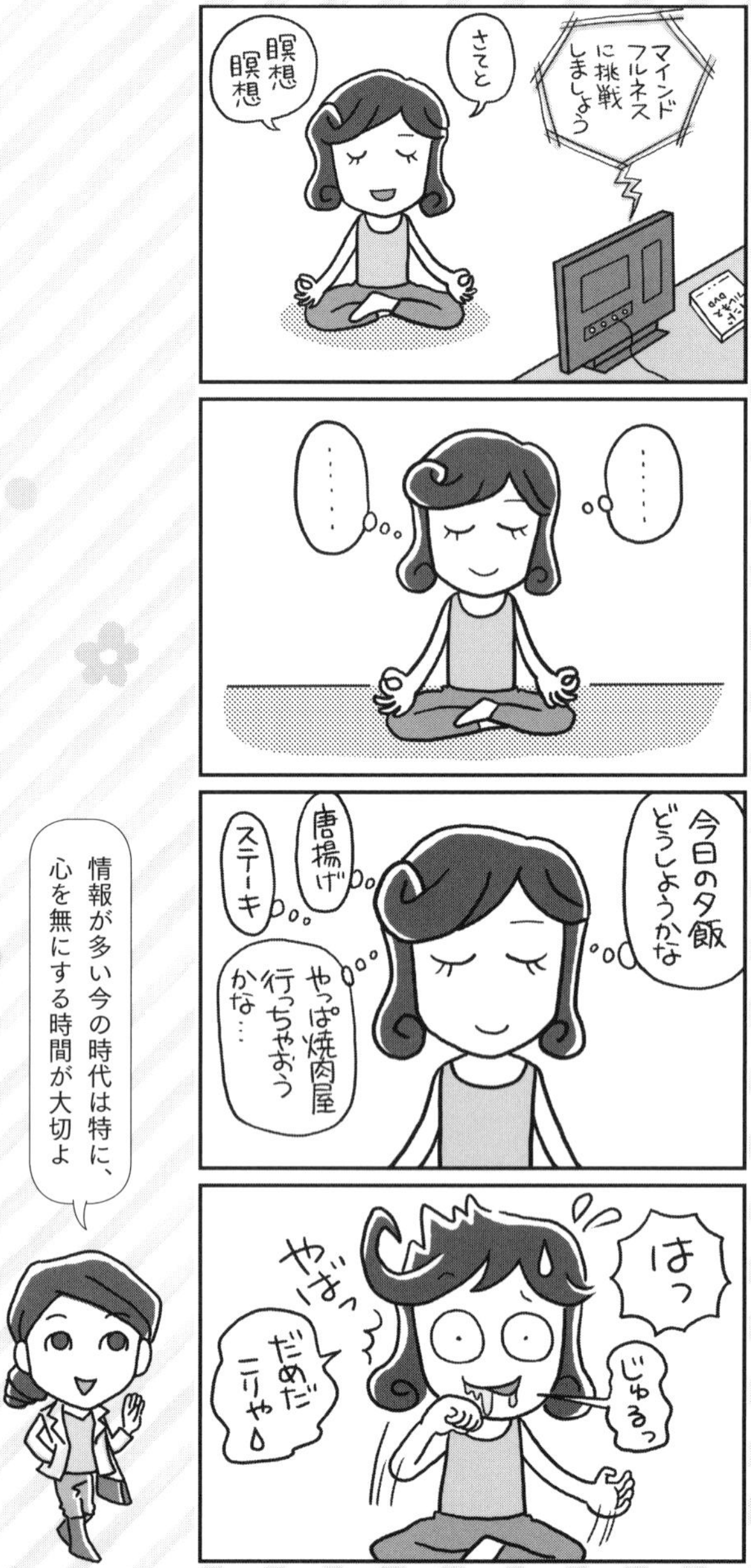

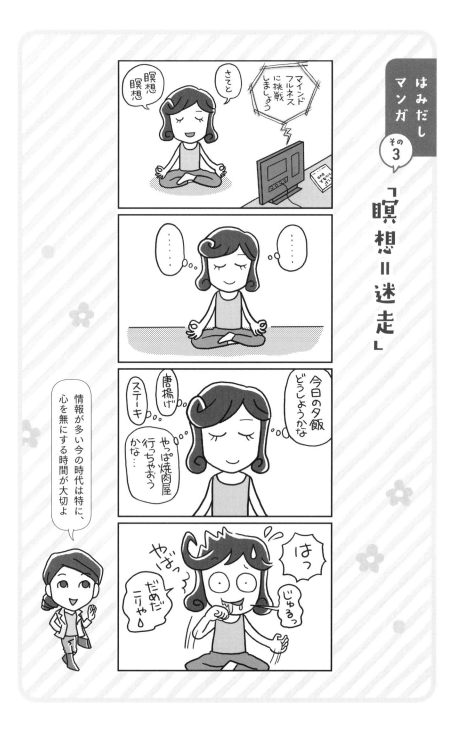

PART 4

更年期治療 最前線

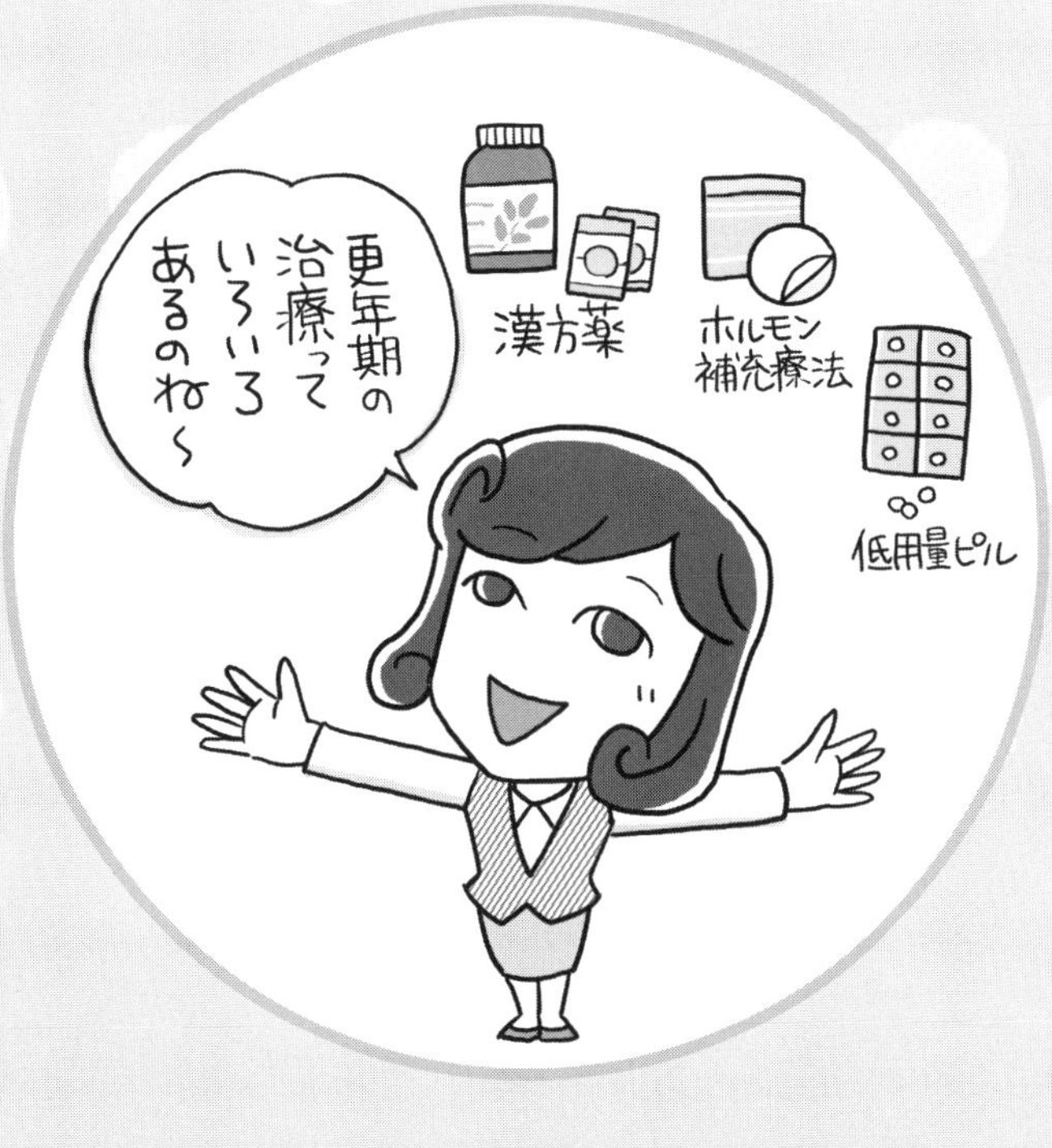

プレ更年期からのつらい症状…… どうやって治療するの!?

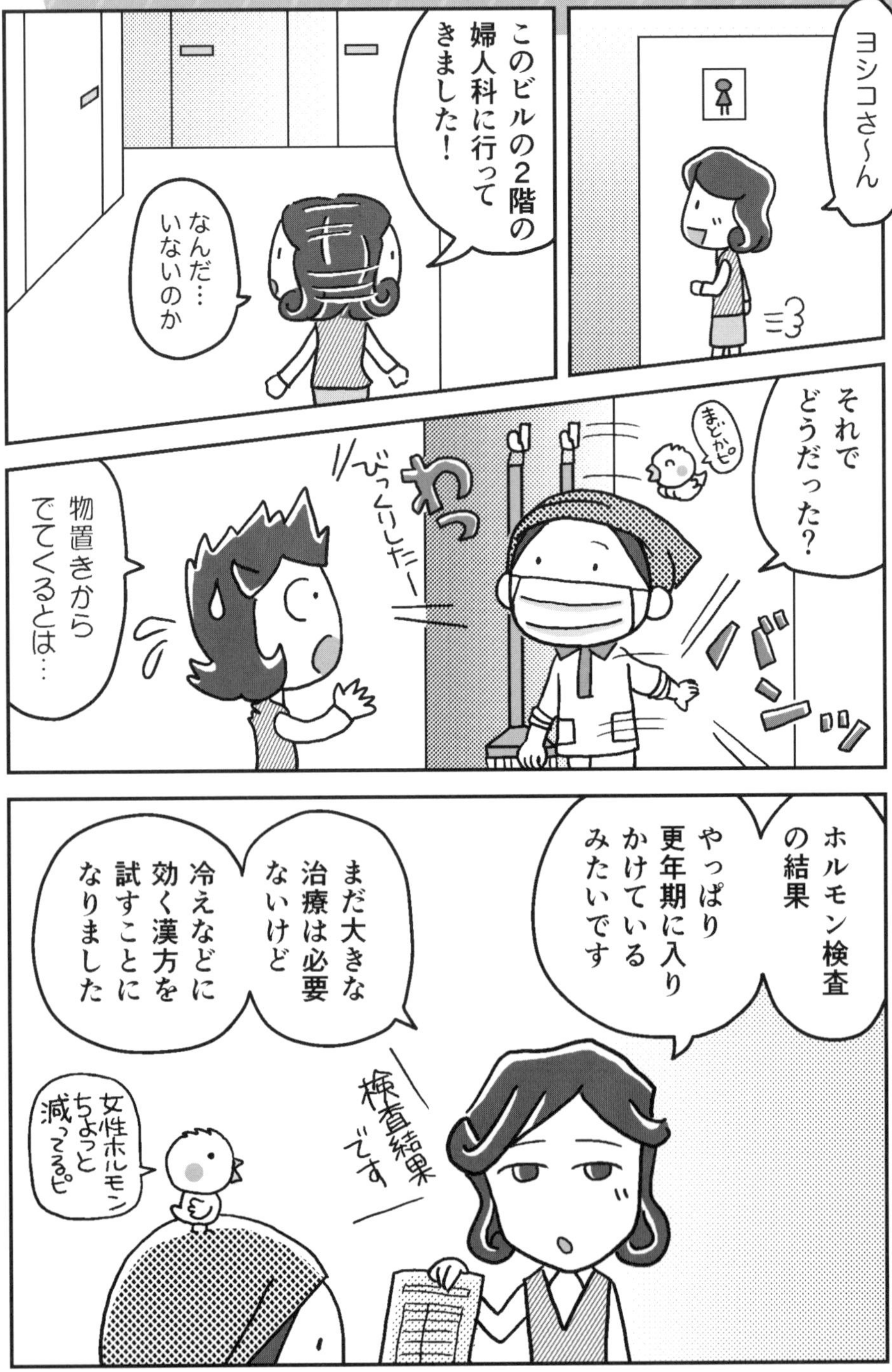
ヨシコさ～ん
このビルの2階の婦人科に行ってきました！
なんだ…いないのか
それでどうだった？
まどかピ
わっ
びっくりした～
バンッ
物置きからでてくるとは…
ホルモン検査の結果やっぱり更年期に入りかけているみたいです
まだ大きな治療は必要ないけど
冷えなどに効く漢方を試すことになりました
検査結果です
女性ホルモンちょっと減ってるピ

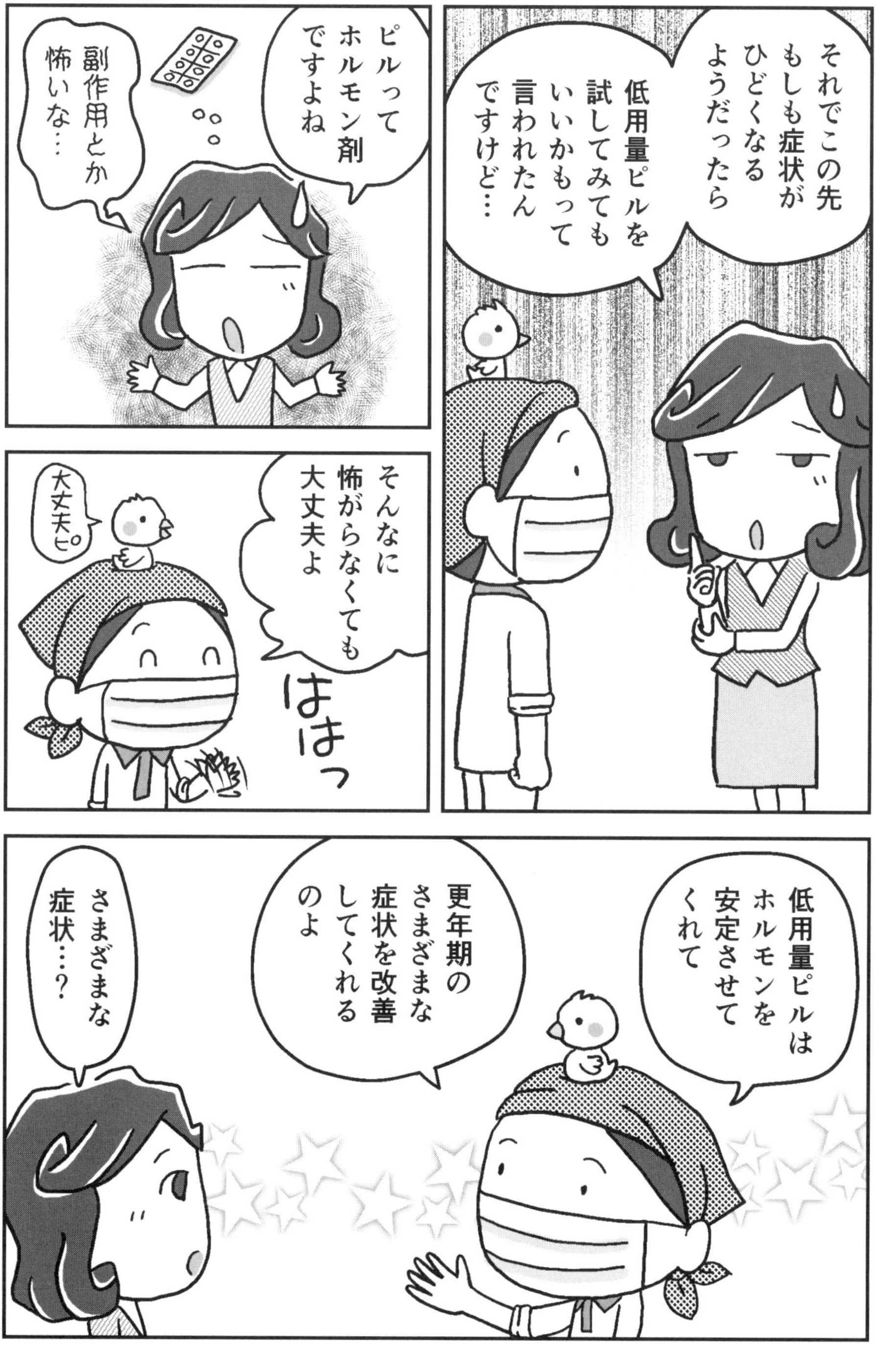
それでこの先もしも症状がひどくなるようだったら
低用量ピルを試してみてもいいかもって言われたんですけど…
ピルってホルモン剤ですよね
副作用とか怖いな…
そんなに怖がらなくても大丈夫よ
ははっ
大丈夫ピ。
低用量ピルはホルモンを安定させてくれて
更年期のさまざまな症状を改善してくれるのよ
さまざまな症状…？

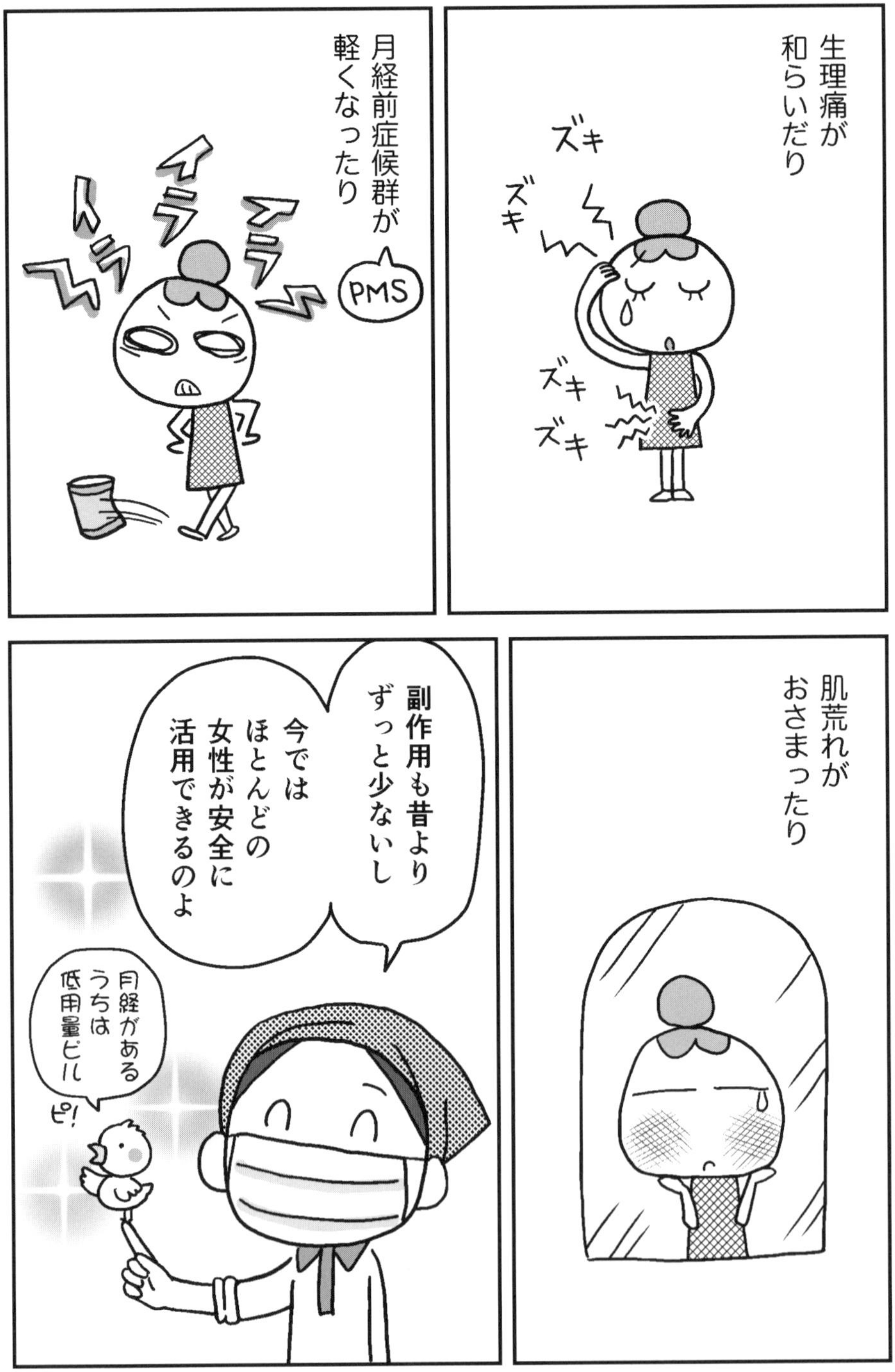
生理痛が
和らいだり
ズキ
ズキ
ズキ
ズキ
月経前症候群が
軽くなったり
PMS
イライラ
イライラ
肌荒れが
おさまったり
副作用も昔より
ずっと少ないし
今では
ほとんどの
女性が安全に
活用できるのよ
月経がある
うちは
低用量ピル
ピ!

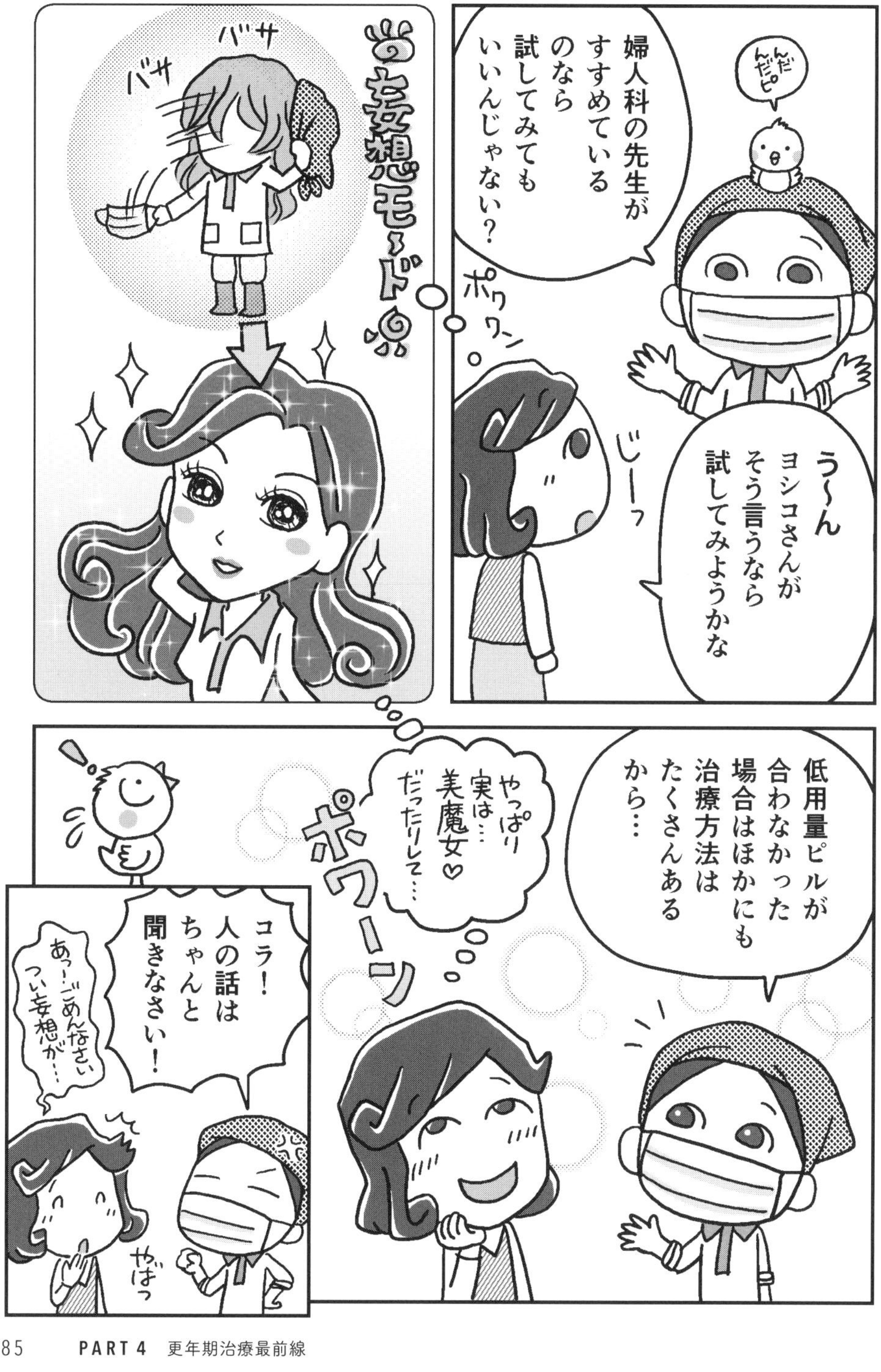
んだんだピ
婦人科の先生がすすめているのなら試してみてもいいんじゃない?
ポワワーン
じーっ
う~ん ヨシコさんがそう言うなら試してみようかな
妄想モ~ド
バサ
バサ
低用量ピルが合わなかった場合はほかにも治療方法はたくさんあるから…
やっぱり実は…美魔女♡だったりして…
ポワーッ
!
コラ! 人の話はちゃんと聞きなさい!
あっ…ごめんなさい つい妄想が…
やばっ

22 通院して更年期を乗り切る

更年期の不調は〝気持ち〟だけでは楽にならない

プレ更年期の不調にはセルフケア（▼3章）がとても大切ですが、寝込んでしまうほどになったら、病院の力が必要なサインかもしれません。「病気ではないし……」と我慢してしまう女性も多いですが、「大丈夫、なんとかなる」といった気持ちだけでは根本的な解決にはなりません。いくら〝気持ち〟があっても、体を動かすことがしんどかったり、うまく考えをまとめられなくなったりするのが更年期なのです。さらに、このプレ更年期に無理をしてしまうと、その後がもっとつらいものになってしまう可能性もあります。

ですから、**無理をする前に婦人科へ行きましょう。更年期の不調には主に漢方やホルモン療法を行います。**なお、治療を進めていく上で大切なのは、自分の心と体に合った治療法を探すことです。**治療にはいくつかのアプローチがあるので、医師と相談しながら自分が心地よく安心して進められる方法を探してください。**

【婦人科で行う、更年期の主な治療法】

ホルモン療法（▶88ページ）

月経痛の緩和や避妊にも使用する「**低用量ピル（OC）**」と、女性ホルモンを補充する「**ホルモン補充療法（HRT）**」があります。**更年期の治療では、ホルモンレベルの検査結果によりOCからHRTへ切り替えます**。ホルモン剤は副作用が気になる人も少なくありませんが、現在は安全性が確立されており、女性の生活改善に安心して役立てられることが実証されています。

漢方（▶92ページ）

体質と症状に合わせた総合薬で全身の機能を調整し、体質改善を促すのが漢方です。東洋医学で長く利用されてきた歴史があり、**漢方薬局だけでなく、現在では婦人科でも処方されています**。漢方薬はホルモン療法に比べるとゆるやかに効果が現れます。子宮体がんや乳がん、血栓症の病歴がありHRTの治療ができない人でも、漢方なら使えるケースも多くあります。

女性ホルモン剤の上手な利用時期

漢方薬 体質に合わせて全身の機能を調整し、さまざまな不調の改善を促す。

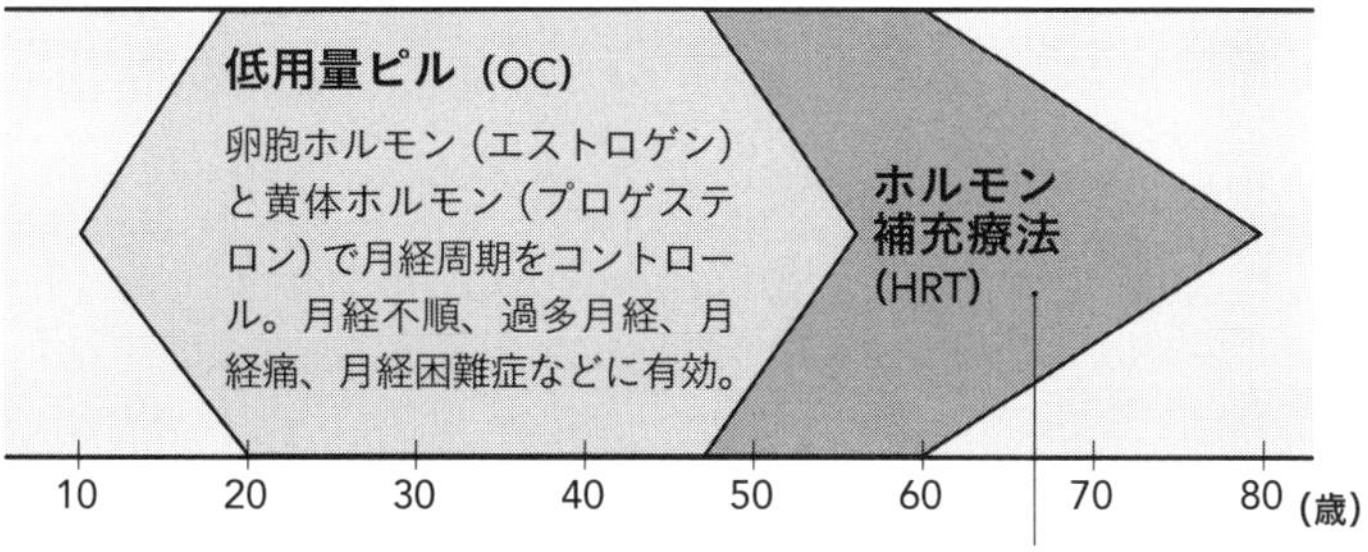

不足する女性ホルモンを補充して、ホルモンレベルを一定に保つ。さまざまな更年期症状、骨量減少、高脂血症などを緩和。

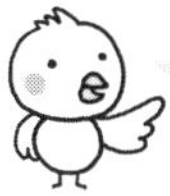

ホルモン療法の場合、閉経前後に低用量ピルからホルモン補充療法に切り替えるのが一般的なのよ。

23

プレ更年期には低用量ピル（OC）

女性ホルモンのバランスを整え、つらい諸症状を緩和

低用量ピルの主成分はエストロゲンとプロゲステロンです。服用すると、脳が「女性ホルモンはもう十分に分泌されている」と判断するため、女性ホルモンの分泌は抑えられ、排卵が起こりません。月経周期における女性ホルモン分泌のアップダウンをゆるやかにするので、**プレ更年期や更年期の不調にも有効で、イライラを抑え、むくみや肌荒れの改善、骨粗しょう症の予防にも効果的です。**避妊薬として使用されるほか、月経痛、月経困難症などの月経トラブルの改善にも役立ちます。

ピルは安全性の確立された医薬品ですが、「副作用が気になる」「太る」などの誤った情報を信じている人も少なくありません。**乳がんや高血圧、糖尿病、血栓症などの病歴がある人以外は、閉経まで低用量ピルを安全に使用できることがわかっています。**正しい知識を持って、医師の指示のもと、プレ更年期の不調の改善に役立ててください。

【低用量ピルとは？】

種類

エストロゲンとプロゲステロンが含まれる飲み薬。1日1錠を一定時間に服用します。3週間飲んで1週間休む21錠タイプと、4週間分の28錠タイプがあります。

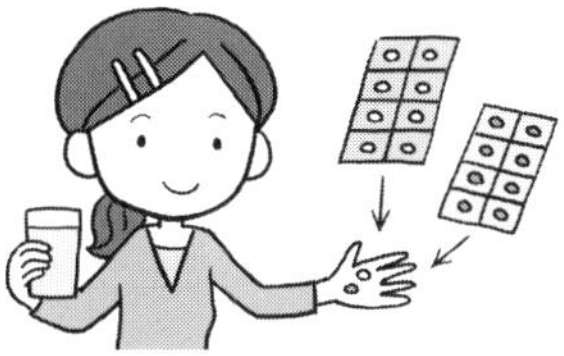

メリット

避妊薬として認知されていますが、**女性特有のトラブル全般に効果**があります。

期待できる効果

- **月経痛の緩和**
- **月経前困難症（PMS）の緩和**
- **月経周期を整える**
- **月経の時期のコントロール**
- **むくみの改善、肌荒れの改善**
- **多毛症の改善**
- **骨粗しょう症の予防**
- **ホルモンバランスを整える　など**

服用できない人

閉経後の女性と、以下の人は服用を避けるか、医師に相談してください。

- **35歳以上で、喫煙習慣のある人**
- **乳がん治療中の人**
- **高血圧、糖尿病、血栓症などの病歴がある人**

副作用

副作用がでることはほとんどありません。しかし、ホルモン薬という特性上、妊娠初期のつわりのような以下の症状がでることはありますが、数日から数週間以内には消える方がほとんどです。

- **軽い吐き気**
- **頭痛**
- **乳房の張り**
- **胃のむかつき**

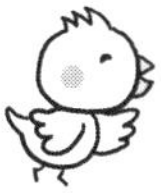

健康保険が適用される低用量ピルの費用は、1カ月2,000～3,000円程度なのよ。

24

閉経後はホルモン補充療法（ＨＲＴ）

不足したエストロゲンを補充し、守りの力を復活させる

「ホルモン補充療法（ＨＲＴ）」は、減少し始めた女性ホルモン、具体的にはエストロゲンを補充する治療法です。即効性があり、更年期治療で最も利用されています。

女性ホルモンが補充されると守りのパワーが復活して、乱れた自律神経が安定し、不調の多くが軽減されます。特に、のぼせやほてり、ホットフラッシュに効果を感じる人が多いようです。一般的に、月経があるうちは低用量ピル、閉経後にはＨＲＴへ治療法を切り替えます。

ＨＲＴが乳がんや子宮体がんの発症リスクを高めるという話題もありましたが、**使用が5年以内であれば乳がんリスクは上昇しない、プロゲステロンの併用で子宮体がんのリスクも上昇しないことが今では定説**なので、安心してください（日本産婦人科学会／日本女性医学学会刊『ホルモン補充療法ガイドライン』）。

【 ホルモン補充療法(HRT)とは? 】

種類

飲み薬、貼り薬、ジェル状の塗り薬の3種類があり、エストロゲンとプロゲステロンの2種類を補うのが一般的です。エストロゲンは貼り薬、プロゲステロンは飲み薬と服用を分ける方法と、両方を含む薬剤を使う方法があり、症状と好みによって選択できます。

メリット

女性ホルモンを直接的に補う治療で、一般的には閉経後に用いられます。**更年期症状全般に効き目があり、特にのぼせやホットフラッシュの改善に効果的**です。

期待できる効果

- のぼせ、ほてり、ホットフラッシュの改善
- 頭痛やめまいの改善
- イライラや気分の落ち込みの改善
- 皮膚に潤いを与える
- コレステロール値を下げる
- 動脈硬化、骨粗しょう症、アルツハイマーの予防　など

服用できない人

女性ホルモンの減少による更年期の不調に有効な治療ですが、使用の際には、体質と病歴について医師に相談してください。

- 乳がん、子宮体がんのある人
- 血栓症の既往がある人
- 重度の糖尿病、高血圧、肝機能障害のある人

副作用

治療開始初期には副作用がでることがありますが、しばらくすると落ち着きます。欧米では50年以上も前から一般的に治療薬として使われています。

- 不正出血
- 乳房の張りと痛み
- 吐き気
- 下腹部の張り
- おりもの

HRTは目的やリスクを考えて量を調節すれば、70代、80代まで使い続けられるんだよ。でも、必ず定期的に検診を受けて、医師に相談しながら進めてね。

25

ホルモン補充療法

少量から使用して、自分に合ったものを探す

血液検査で女性ホルモンの量を確認するほか、年齢と月経の状態、子宮と卵巣の超音波検査、尿検査、血圧などの数値から、ＨＲＴ療法を始めるかを判断します。

ＨＲＴには飲み薬、貼り薬、塗り薬の３種類があり、ＨＲＴを始めるにあたっては、体質と既往症、またホルモン治療に対する考えなども踏まえて、自分が納得できる進め方にすることも大切です。たとえば胃腸が弱い人は貼り薬、肌が弱い人は飲み薬など、医師に相談しながら自分の体質に合うホルモン剤を見つけましょう。最近は、ジェル状の塗り薬や、パッチタイプの貼り薬で、気軽に少量から試すこともできます。

ＨＲＴを始めてからの体調変化に気を配りながら、量や種類を調整していくのがおすすめです。出血など気になる体調変化があった場合は、必ず医師に相談し、治療を進めてください。

【ホルモン補充療法の進め方】

問診、女性ホルモン検査、血圧、肝機能などのチェック、乳がん・子宮がん検査などの後、治療法が判断されます。更年期の症状のほか、体質、子宮の状態に合わせて投与法を検討します。

周期的投与法

一定期間ホルモン剤を服用した後、数日間休薬する方法。主に閉経前後の女性に用います。

エストロゲン剤とプロゲステロン剤を一定期間服用し、数日休薬する方法

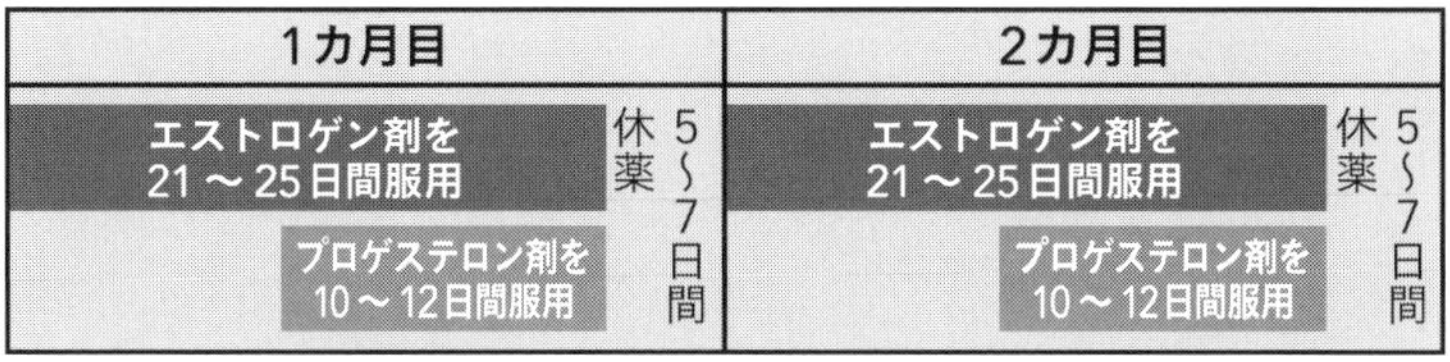

エストロゲン剤を毎日服用し、一定期間プロゲステロン剤を併用する方法

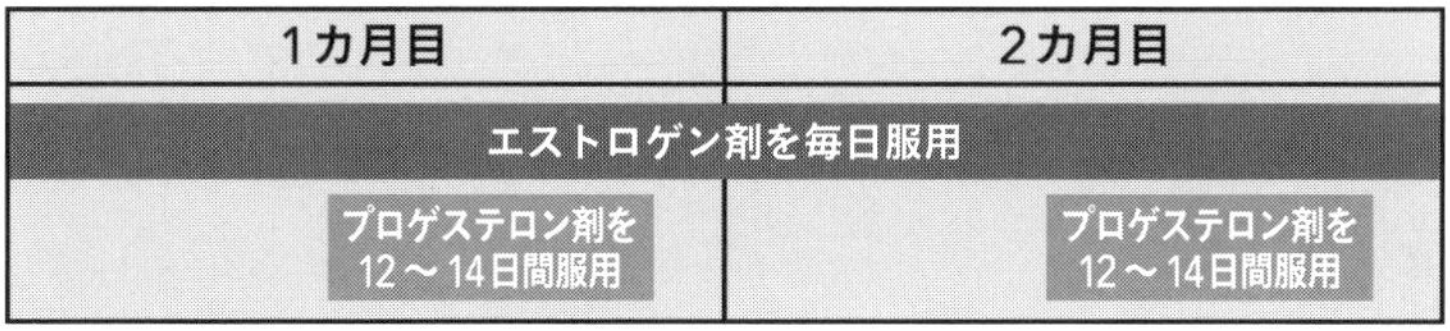

持続的投与法

エストロゲン剤とプロゲステロン剤（黄体ホルモン）の両方が含まれている製剤を、毎日、服用する方法。主に閉経して数年経っている女性に用います。3～6カ月間は不正出血する場合もあります。

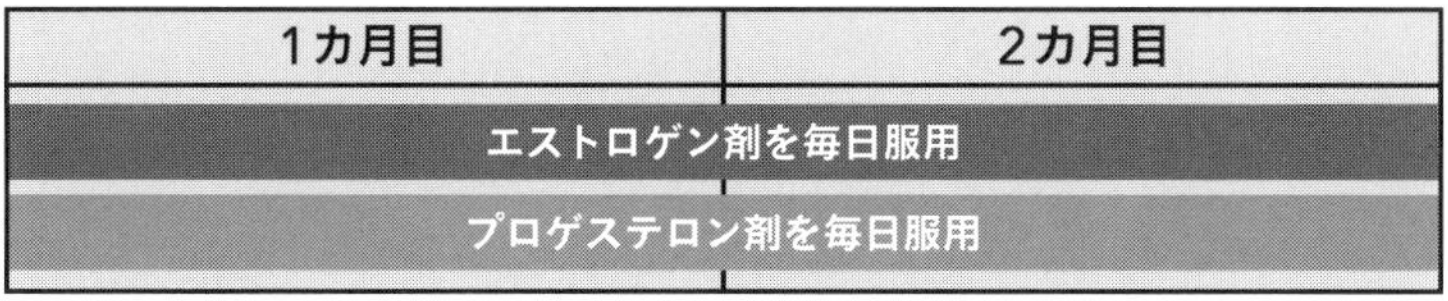

26

穏やかに効く漢方

自分の体質に合う漢方で体質改善

漢方は、中国から5～6世紀頃に伝わり、日本で独自に発展した医学です。植物の花、茎、根などの薬効部分を組み合わせたものを漢方薬と呼びます。

漢方では、人間の体は「気・血・水」の3つで構成されると考えます。「気」は体を支えるエネルギー、「血」は血液そのもので全身の組織と器官に栄養を送る役割をするもの、「水」は血液以外の水分のことです。この3つのバランスが崩れると不調をきたすため、このバランスを整えるために漢方薬が使われます。

また、漢方薬はその人の体質・体力などの状態によっても効果が違うのが大きな特徴です。同じ症状でも、体質によって処方される漢方薬が違うので、医師が診断により総合的に判断する必要があります。**その人の弱いところを補い、体質の改善を目指していくのが漢方の考え方なのです。**

【漢方医学による「気」「血」「水」の考え方】

足りなくなるとそれぞれの役割を果たせませんが、十分な量はあっても流れが停滞（＝滞る）してしまっても、体のバランスを崩します。

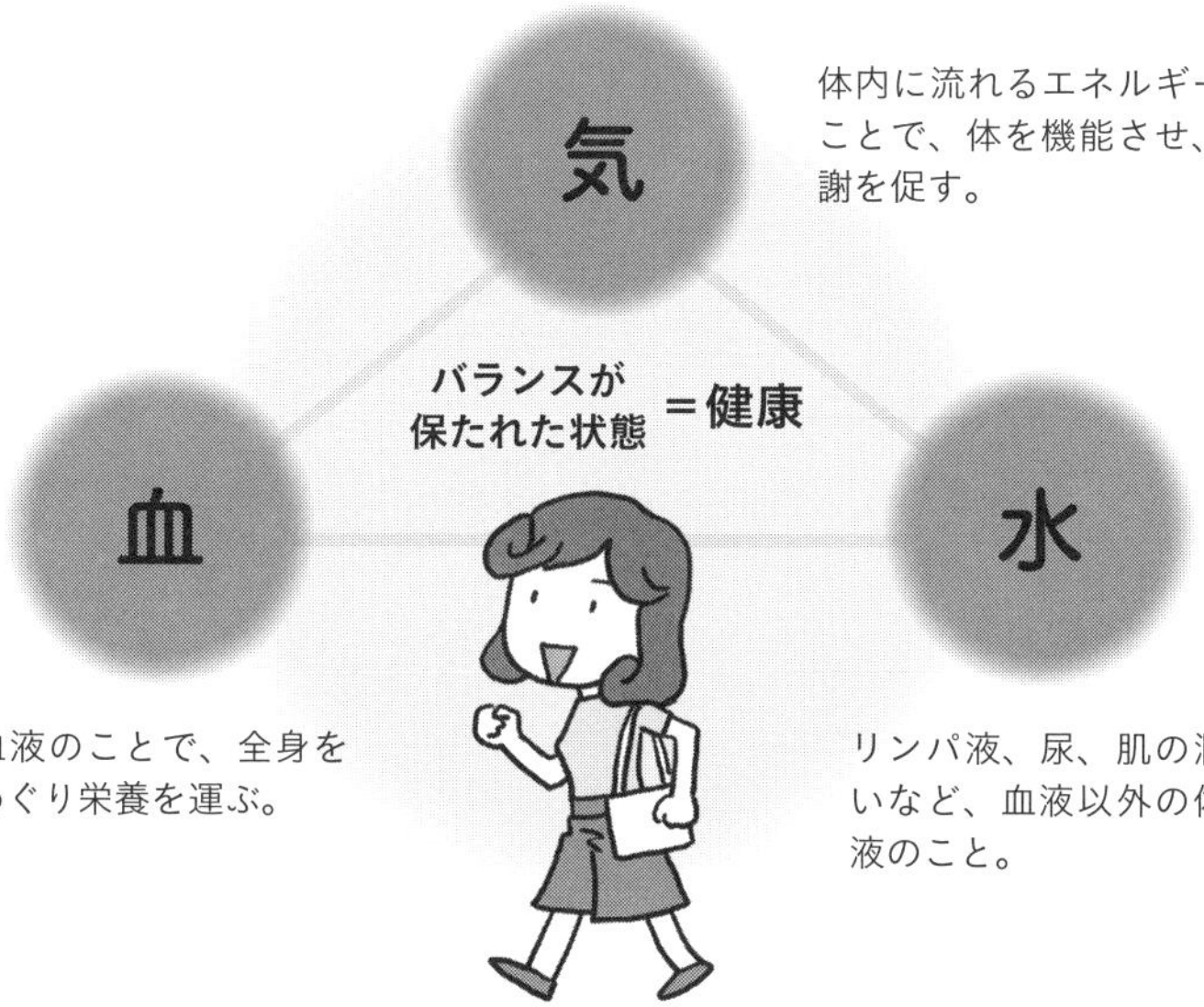

気
体内に流れるエネルギーのことで、体を機能させ、代謝を促す。
バランスが保たれた状態＝健康
血
水
血液のことで、全身をめぐり栄養を運ぶ。
リンパ液、尿、肌の潤いなど、血液以外の体液のこと。

「気」の特徴

不足すると→「気虚」

疲れやすく、無気力な状態に。免疫力の低下から風邪をひきやすくなる。

滞ると→「気滞」

気分がすぐれず、抑うつ感、イライラ、不眠など、精神神経症状が現れやすくなる。

「血」の特徴

不足すると→「血虚」

栄養不良症状になり貧血や皮膚乾燥などが見られる。顔色は青白い状態になる。

滞ると→「血滞（瘀血）」

血行が悪くなり、月経異常、肌荒れ、全身の冷えなどが現れやすくなる。

「水」の特徴

不足すると→「陰虚」

体に潤いがなく皮膚乾燥や手足の冷え、のぼせ、便秘などが見られる。

滞ると→「水毒」

水分代謝が悪くなり、むくみ、めまい、胃腸障害などが現れやすくなる。

27

体質から効果的な漢方薬を選ぶ

「虚証」か「実証」かで、漢方薬は変わる

漢方医学では、「虚」「実」の2つのタイプで体質を判断します。「虚証」は体力がなく、病気に対する抵抗力が低いタイプです。一般的に代謝が悪く、肌の乾燥、冷え、貧血が現れやすくなります。

一方「実証」は、体力はあるものの、肌荒れ、便秘、イライラなどが現れやすく、病気に対して体が力強く反応してしまうタイプです。

この2つの体質によって不調への対処が変わります。

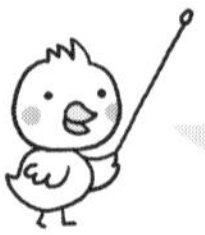

あなたはどっち？

チェックが多いほうがあなたのタイプです。

虚証タイプ

- □体力がなくて疲れやすい
- □胃腸が弱い
- □寒がり
- □風邪をひきやすい
- □肌が乾燥している
- □声が小さいと言われがち
- □くよくよして落ち込みやすい

実証タイプ

- □体力には自信がある
- □胃腸が丈夫
- □暑がりで汗をかきやすい
- □活発に動く
- □やや赤ら顔
- □声が大きい
- □興奮して怒りやすい

【更年期症状によく使われる漢方薬】

当帰芍薬散《とうきしゃくやくさん》

女性の聖薬とも言われ、**月経トラブル**や**冷え**、**むくみ**などに効果的。やせて体力のない虚証タイプによい。血行をよくして貧血を改善する「当帰」に、月経痛や肩こりの痛みを改善する「芍薬」のほか、６種類の生薬を配合。

桂枝茯苓丸《けいしぶくりょうがん》

血行をよくして熱のバランスを整える漢方薬。**月経痛**、**頭痛**、**肩こり**などの痛みを始め、**子宮内膜症**や**筋腫**にも処方される。顔はほてるのに、手足の末端は冷えている、体格はしっかりした実証タイプの人によい。

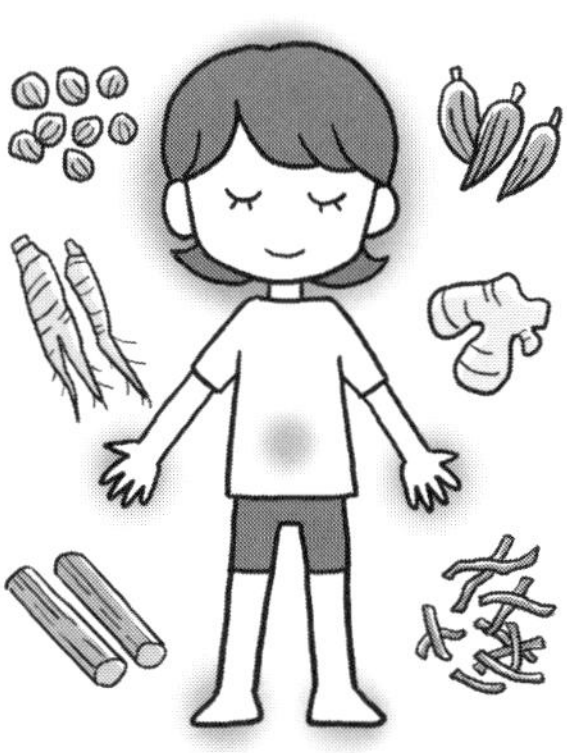

加味逍遙散《かみしょうようさん》

更年期の**自律神経の乱れ**、**不眠・不安などの神経症状**、**月経前症候群**（PMS）に効果があり、虚弱体質でイライラを感じやすい人によい漢方薬。血のめぐりをよくして体を温める一方、上半身の熱は冷ましてのぼせを改善する。

温経湯《うんけいとう》

月経トラブル、**皮膚の乾燥**、**足腰の冷え**、**冷えのぼせ**、**頭痛**、**滋養強壮**に効く成分が配合されている。血液のめぐりを改善して、体を温める。冷え性で体力がない、皮膚が乾燥しがちな虚証タイプに向いている漢方薬。

女神散《にょしんさん》

のぼせや**めまい**、**不眠**や**不安**、**動悸**などのほか、**女性特有の症状全般**に効くことから「女神」の名がついたという漢方薬。血行と水分循環を改善する生薬、気のめぐりをよくして神経症状も和らげる生薬が配合されている。

はみだしマンガ その4

「キレイなワタシ」

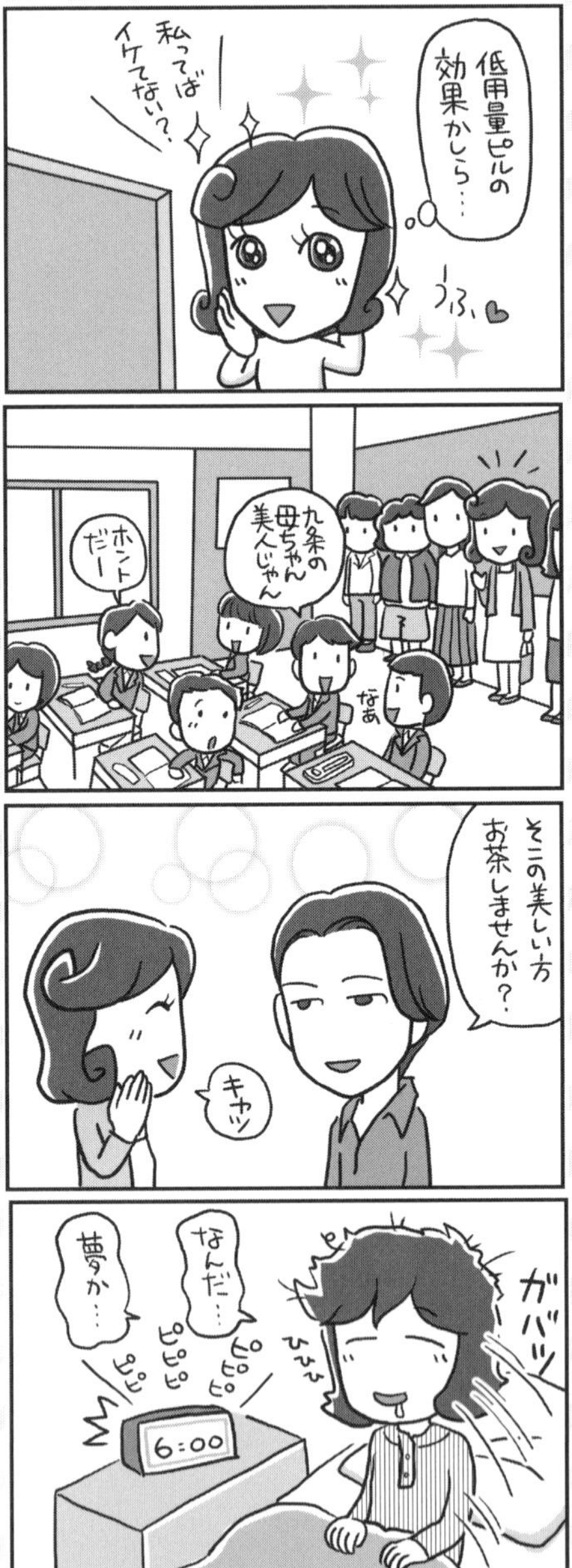
低用量ピルの効果かしら…
私ってばイケてない？
うふ
九条の母ちゃん美人じゃん
ホントだー
なあ
そこの美しい方お茶しませんか？
キャッ
ガバッ
なんだ…
夢か…
ピピピ
ピピピ
6:00

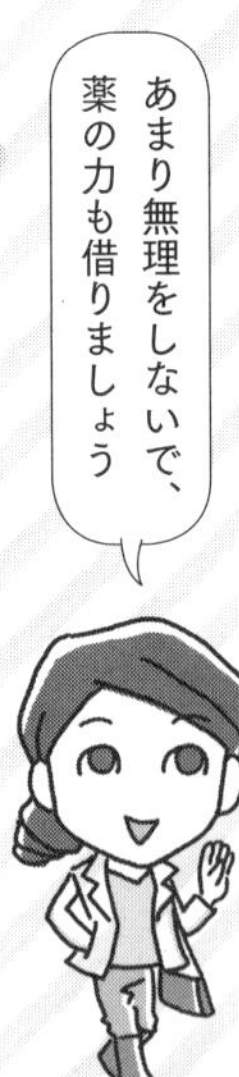
あまり無理をしないで、薬の力も借りましょう

PART **5**

つらい更年期症状はこうして対処！

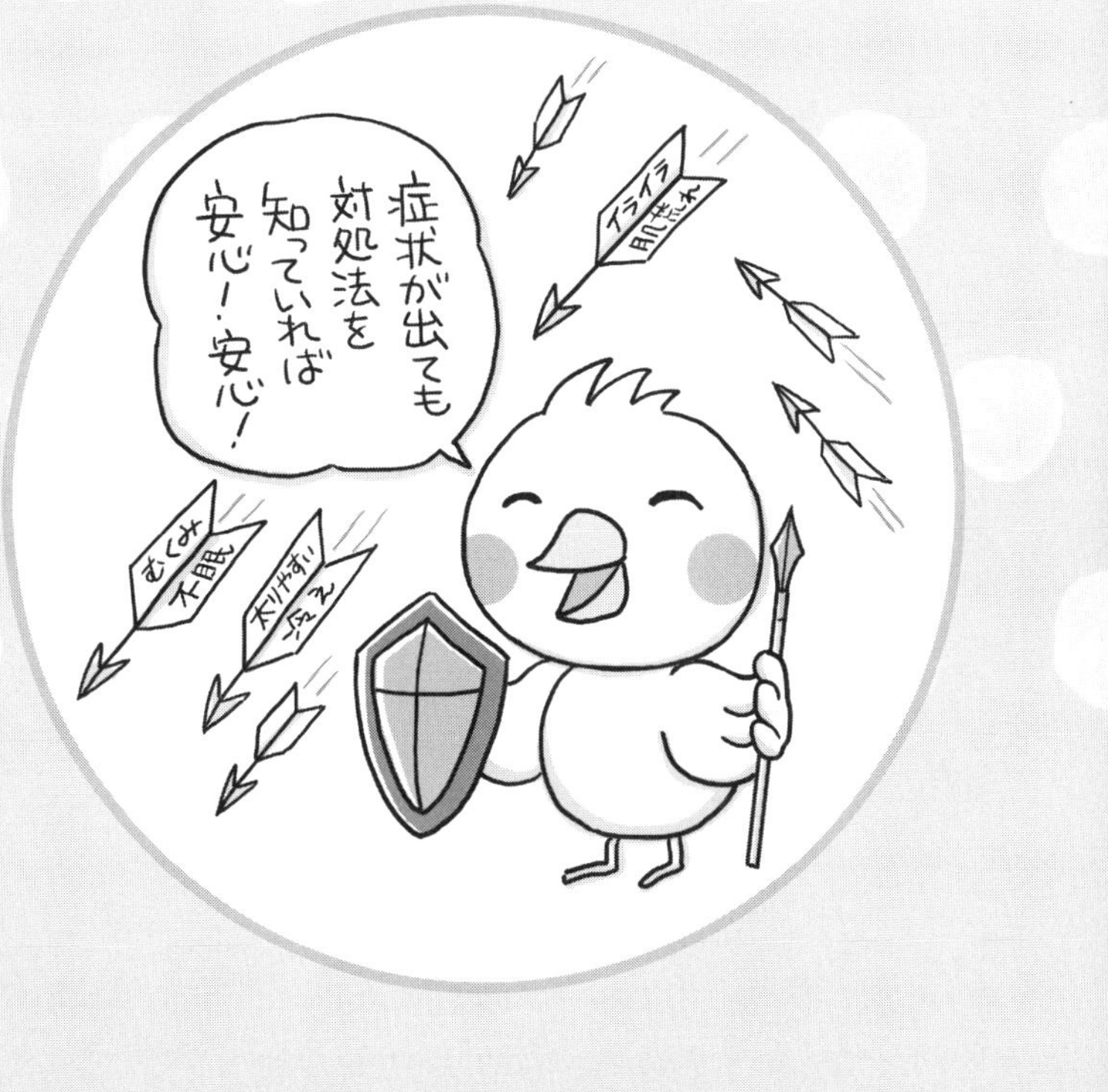
症状が出ても対処法を知っていれば安心！安心！
イライラ
肌荒れ
むくみ
不眠
太りやすい
冷え

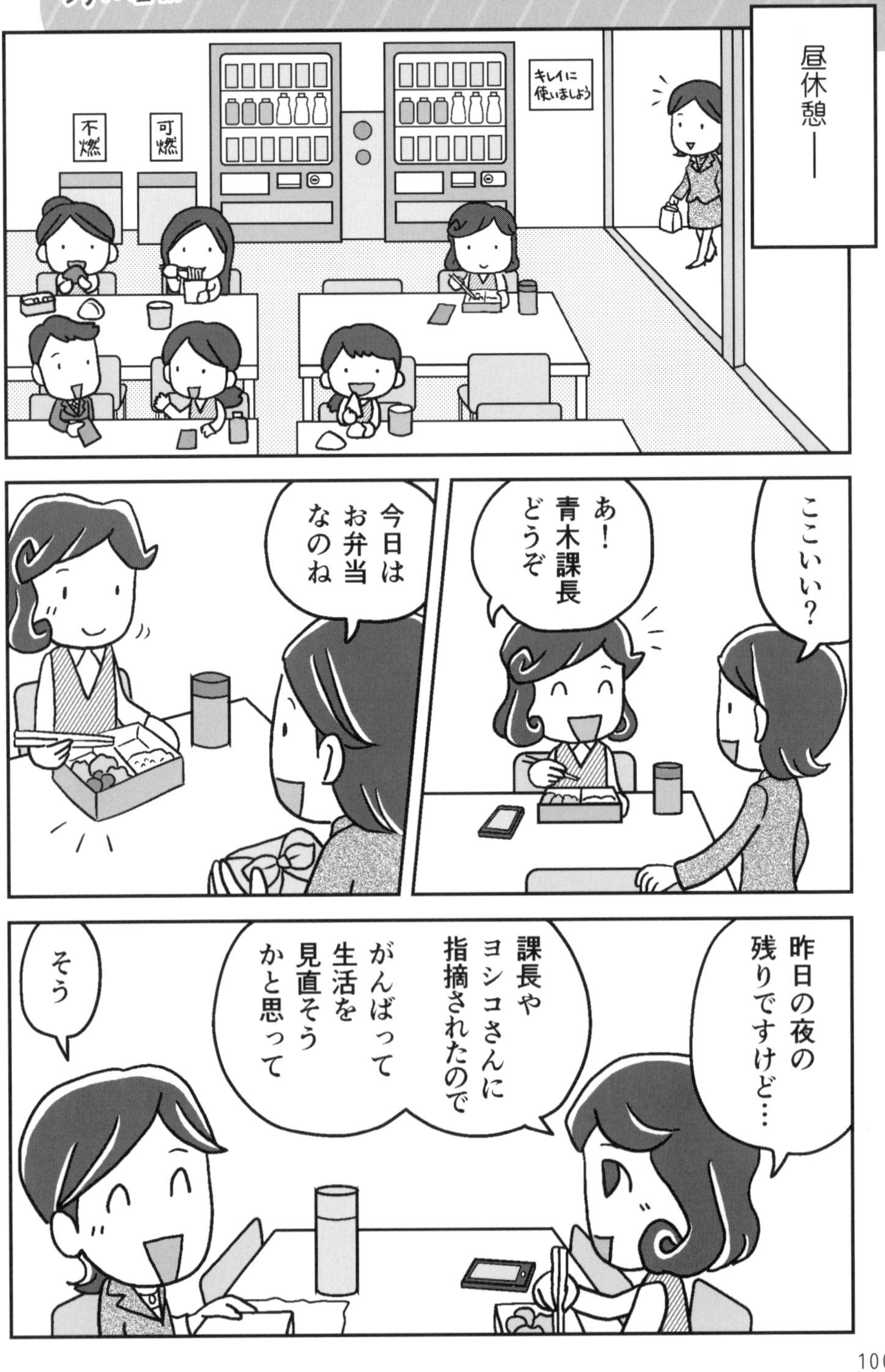
昼休憩――
不燃
可燃
キレイに使いましょう
ここいい？
あ！青木課長どうぞ
今日はお弁当なのね
昨日の夜の残りですけど…
課長やヨシコさんに指摘されたのでがんばって生活を見直そうかと思って
そう

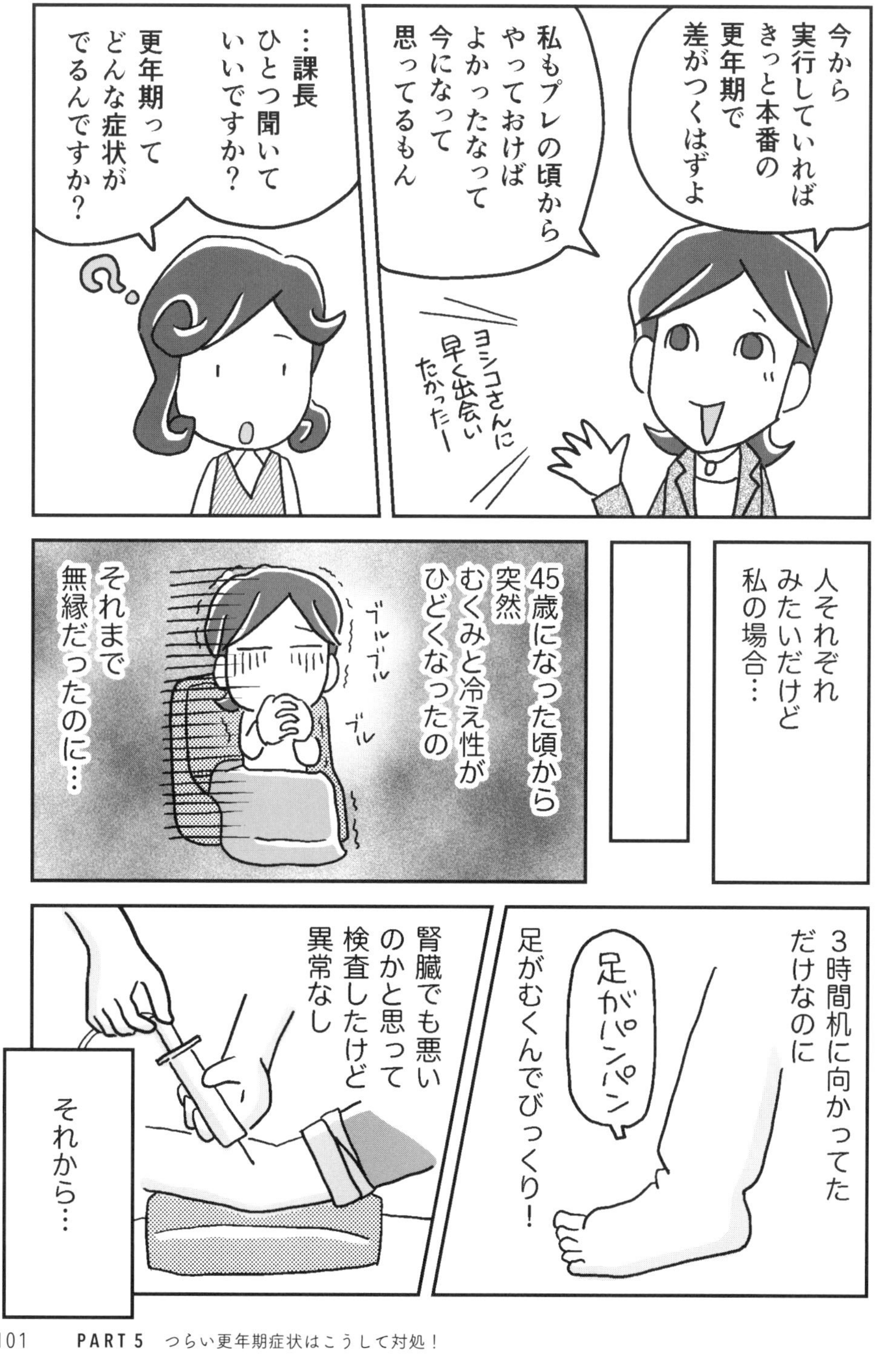
今から実行していればきっと本番の更年期で差がつくはずよ
私もプレの頃からやっておけばよかったなって今になって思ってるもん
ヨシコさんに早く出会いたかったー
…課長ひとつ聞いていいですか?更年期ってどんな症状がでるんですか?
人それぞれみたいだけど私の場合…
45歳になった頃から突然むくみと冷え性がひどくなったの
ブルブル
ブル
それまで無縁だったのに…
3時間机に向かってただけなのに
足がパンパン
足がむくんでびっくり!
腎臓でも悪いのかと思って検査したけど異常なし
それから…

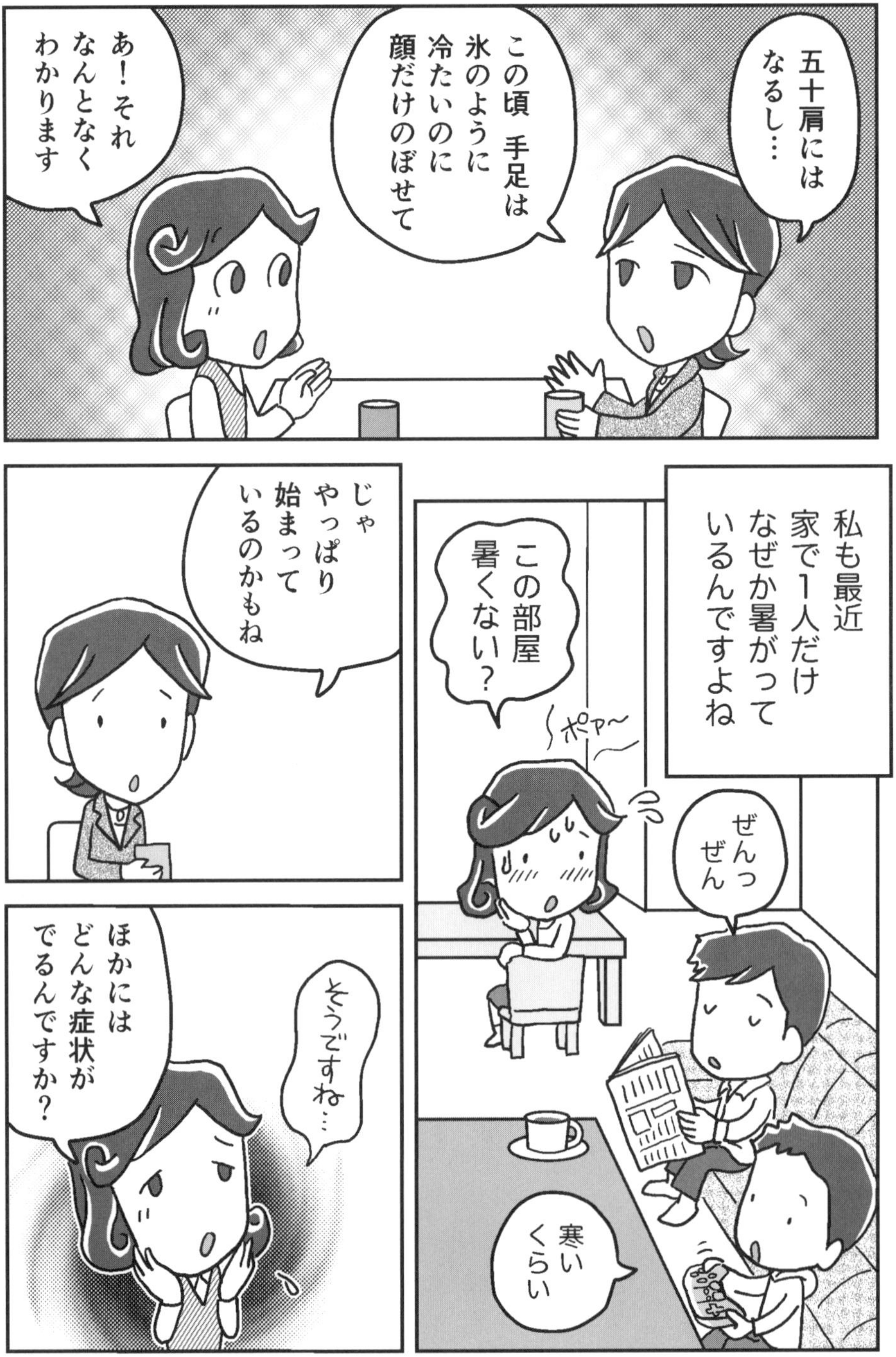
五十肩にはなるし…
この頃 手足は氷のように冷たいのに顔だけのぼせて
あ！それなんとなくわかります
私も最近家で1人だけなぜか暑がっているんですよね
この部屋暑くない？
ポァ～
ぜんっぜん
寒いくらい
じゃやっぱり始まっているのかもね
ほかにはどんな症状がでるんですか？
そうですね…

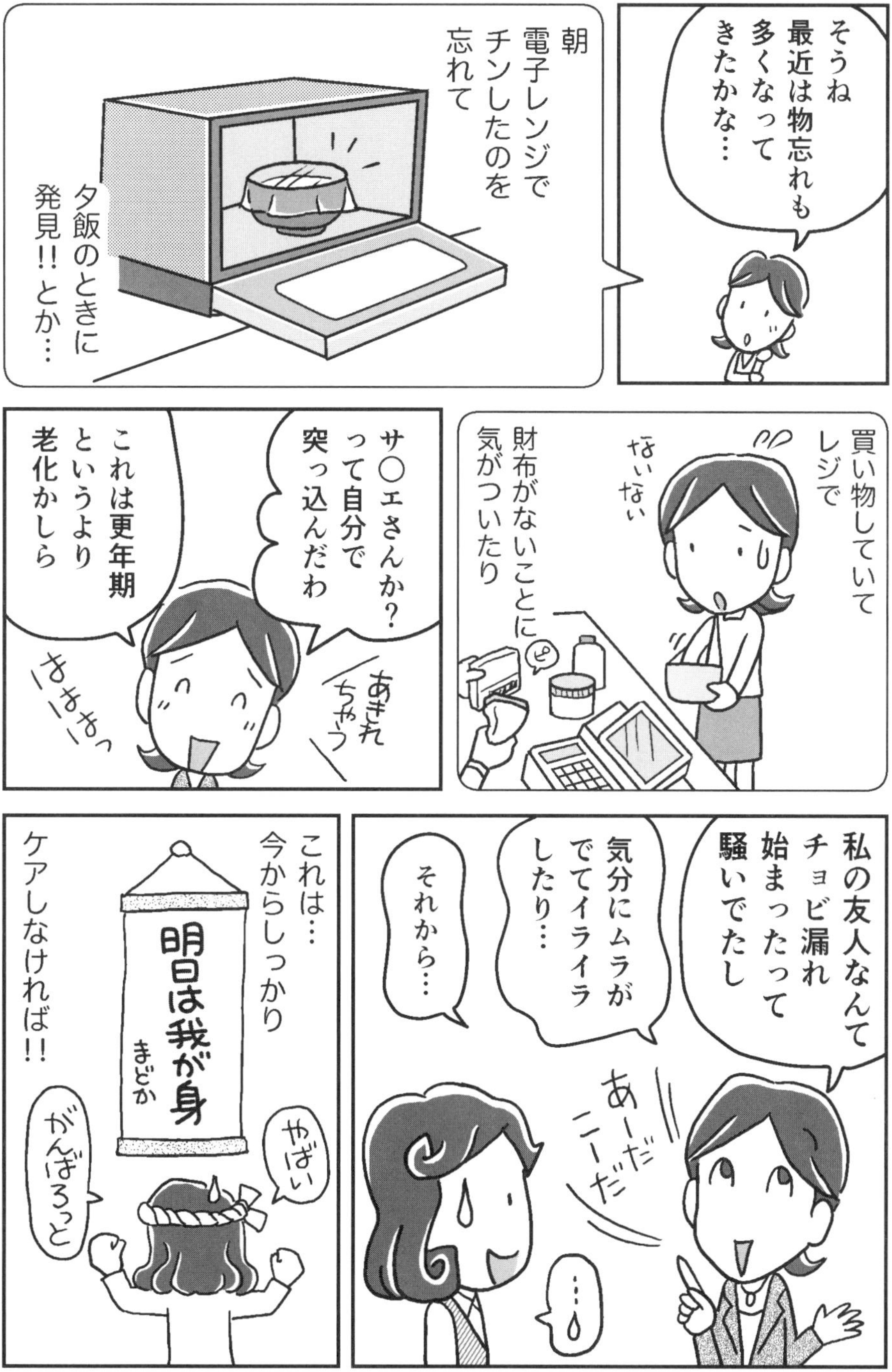
そうね
最近は物忘れも
多くなって
きたかな…
朝
電子レンジで
チンしたのを
忘れて
夕飯のときに
発見!! とか…
買い物していて
レジで
財布がないことに
気がついたり
ないない
ピ
サ○エさんか？
って自分で
突っ込んだわ
あきれちゃう
これは更年期
というより
老化かしら
ははは っ
私の友人なんて
チョビ漏れ
始まったって
騒いでたし
気分にムラが
でてイライラ
したり…
それから…
あーだ
こーだ
…
これは…
今からしっかり
ケアしなければ!!
明日は我が身
まどか
やばい
がんばろっと

Case 01

汗が止まらない！

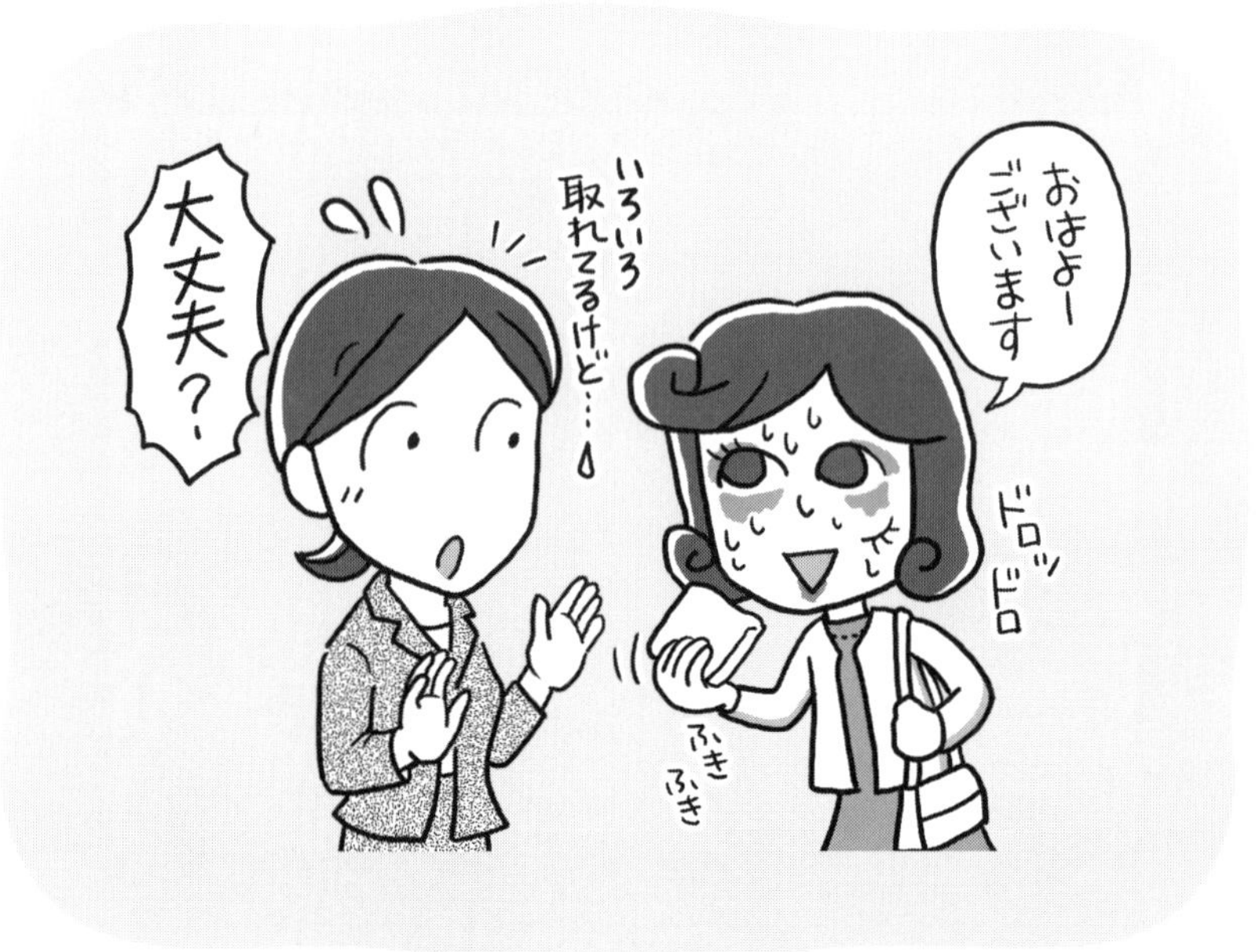
おはよー
ございます
ドロッ
ドロ
ふき
ふき
いろいろ
取れてるけど……
大丈夫？

顔の汗が止まらず、メイクはドロドロ。誰か〜、私の汗を止めて！

東京都　風間陽子さん（43歳）

以前はむしろ汗をあまりかかない体質でした。なのに、ここ1年ほど超汗っかきになってしまって……。特に朝の通勤が最悪！　満員電車がとにかく暑くて、顔から汗が吹きだし、会社に着く頃には顔はドロドロ。メイクも台無しです。「顔には汗をかきません」と話す女優のようには、所詮いかないのでしょうか。

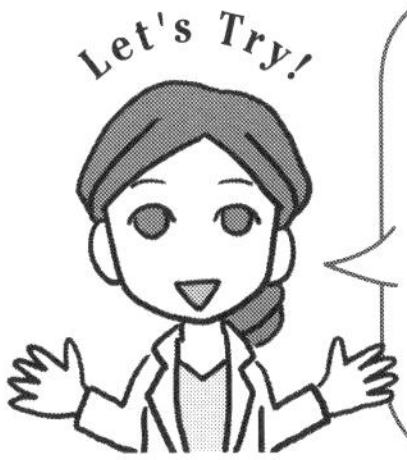

自律神経のバランスが崩れて、汗のコントロールがうまくできなくなる多汗は、プレ更年期に現れやすい症状です。なかには洋服がびしょびしょになる人も。生活に支障を感じたら病院で相談しましょう。

＼ 対策① ／

治療

女性ホルモン量の検査結果から、不足していれば医師と相談して、**ホルモン補充療法（HRT）や漢方薬、プレ更年期なら低用量ピル（OC）を試す**方法が考えられます。また、多汗の症状は、バセドウ病など甲状腺機能亢進症の可能性も考えられるので、**甲状腺の検査もおすすめ**します。

＼ 対策② ／

ハーブ

汗が止まらないのは自律神経が乱れていることが原因です。まずは**自律神経を整えるためにリラックスを心がけましょう。**リラックスにはハーブティーを楽しむのが効果的です。**特におすすめなのが、セージのハーブティー。**セージには、のぼせや多汗を抑える効果があると言われています。

＼ 対策③ ／

食事

血管が収縮すると血圧が上がり、ほてりや多汗を引き起こすため、塩辛いもの、カフェイン、アルコール、たばこは控えるようにしてください。逆に**ビタミンB群、ビタミンC、ビタミンEなどが含まれる緑黄色野菜、イソフラボンが豊富な納豆や豆腐は、積極的に摂りたい食材**です。

＼ 対策④ ／

衣類

体温の調節がうまくいかないと、汗をかきやすくなります。温度変化に対応できるよう、**羽織るものを上手に利用**しましょう。また、**通気性のよいデザインや素材の衣類を選ぶ**ことも大切です。特に、体を締めつけるような衣類は血行が悪くなり、体温が調整しづらくなるので避けましょう。

Case 02

体がほてる！　のぼせる！

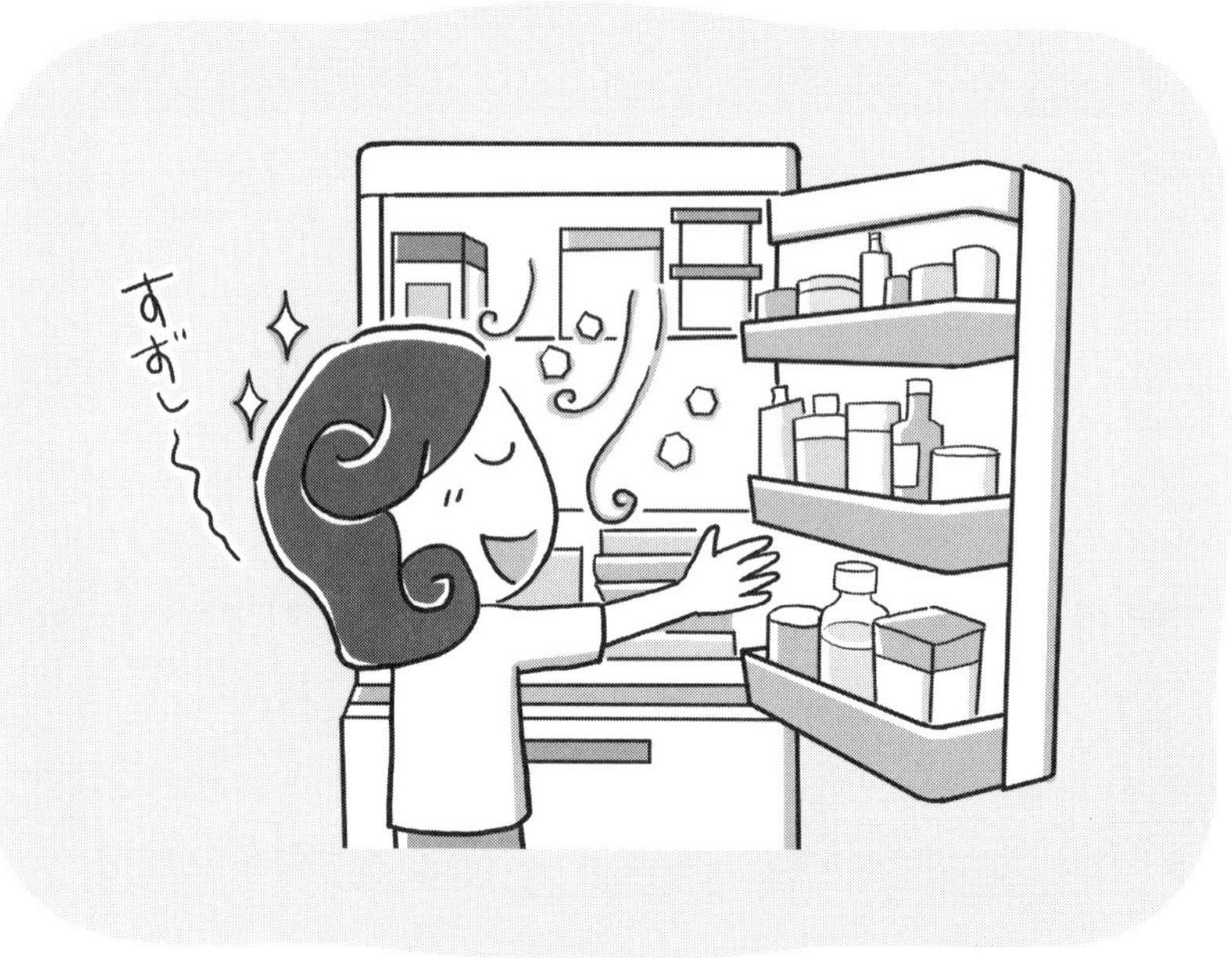

とにかく暑いんです。家族にはいつも「冷房効きすぎ！」と言われるのですが…。

山梨県　小池由紀さん（48歳）

最近、暑くてたまりません。顔がほてってしまい、頭がぼーっとするので、思考力が下降ぎみです。「地球温暖化もここまで進んだのか」と文句を言いながら冷房を強めると、家族に「寒いよ」と突っ込まれます。たしかに設定温度18度にはびっくり！　地球温暖化の前に、まず自分がおかしいのかも!?

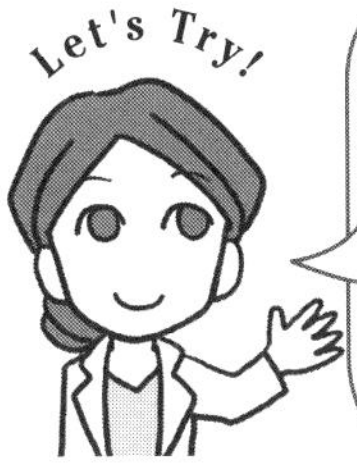

いわゆる「ホットフラッシュ」と呼ばれる症状で、更年期に多く見られます。多汗と同様、自律神経の乱れが原因ですが、ほてりを感じるのが顔だけの人もいれば、頭部や胸部まで広がる人もいます。

＼対策①／

治療

女性ホルモンの減少が原因なら、**低用量ピルや**HRT、**漢方を試してみましょう**。漢方の加《か》味《み》逍《しょう》遙《よう》散《さん》は手足や下半身は冷えているのに、顔はのぼせる「冷えのぼせ」にも効果があります。なお、甲状腺機能亢進症の症状でのぼせが起こることもあるので、**甲状腺ホルモンの数値も検査**してください。

＼対策②／

運動

適度な運動習慣が、乱れた自律神経を整えてくれます。体を動かすことで血行がよくなり、健康的な汗がかけるようになります。できれば、ちょっと**汗ばむ程度のウォーキングがおすすめ**。気持ちよく汗をかくことで、気分爽快です。**運動後は、ゆっくりお風呂に入ってリラックス**しましょう。

＼対策③／

食事

のぼせ＝冷たいものでクールダウンを、と思っていませんか？　残念ながら、**冷たい物では余計に自律神経を乱してしまいます。暑い夏でも常温以上の飲み物に**しましょう。菊はのぼせによく効く食材なので、おひたしや酢の物にして、手軽に食生活に取り入れてみてください。

＼対策④／

衣類

ホットフラッシュで悩む人のなかには、意外にも冷え性の人が多くいます。いわゆる「冷えのぼせ」という状態です。涼しくするだけではなく、冷やさない工夫も心がけましょう。**ストールなどの羽織るもの、レッグウォーマー、手袋などで体を冷やさない工夫**をしてください。

Case 03

足腰の冷えがしんどい！

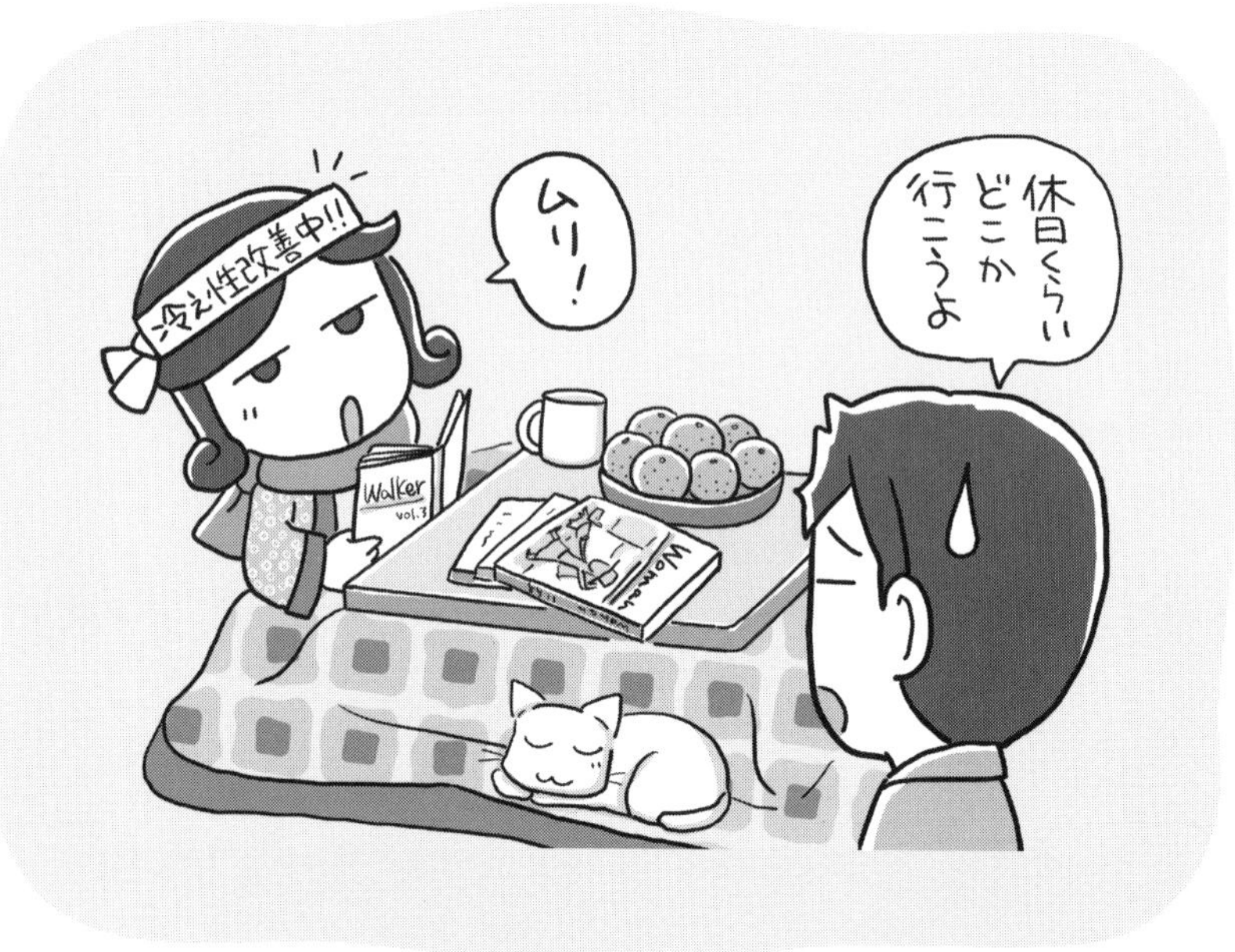
冷え性改善中!!
休日くらい
どこか
行こうよ
ムリ！
Walker
vol.3
Woman

足腰が冷えて
とてもつらいです。
手足はいつも氷のよう！
夜も寝つけません。

富山県　佐川良美さん（43歳）

もともと冷え性でしたが、40歳を超えてからますますひどくなってきて、お風呂で温まっても、ふとんに入る頃には手足が冷たくてなかなか眠れません。仕事中も腰のあたりがスースーして、カイロが手放せなくなりました。寒い日は外出する気にならず、気持ちもネガティブになっています。

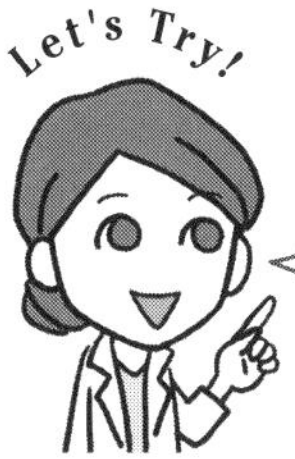

卵巣機能が衰えるプレ更年期は、上半身はほてっているのに下半身は冷えているという人が多くいます。冷えは、不眠、肩こり、腰痛、肌荒れなどの不調にもつながるので、温めるケアで対処を！

\ 対策① /

治療

貧血、心臓病、腎臓病、糖尿病、甲状腺機能低下症でも冷えは起こります。まずは検診を受けて原因を探りましょう。**更年期が原因であればホルモン治療のほか、漢方で体質を改善**することもできます。当《とう》帰《き》芍《しゃく》薬《やく》散《さん》、当《とう》帰《き》四《し》逆《ぎゃく》加《か》呉《ご》茱《しゅ》萸《ゆ》生《しょう》姜《きょう》湯《とう》、十《じゅう》全《ぜん》大《だい》補《ほ》湯《とう》など、体質に合った漢方で改善しましょう。

\ 対策② /

運動

運動をすると血液の循環がよくなって体が温まります。できるだけ運動を習慣化させ、血流を促しましょう。特に、筋肉が集中している足を動かすと、血行がよくなります。**ウォーキングはもちろん、仕事や家事の合間に足首をまわしたり、かかとを上げ下げする**だけでも効果があります。

\ 対策③ /

食事

生野菜は体を冷やします。ダイエット目的から、食事をサラダだけで済ませる人もいますが、生では体を冷やしてしまうので、できれば**温野菜やスープにして摂るようにしましょう。**ブロッコリーは血液循環をよくするビタミンEが豊富なので、積極的に摂りたい食材です。

\ 対策④ /

入浴

体を芯から温めるには、半身浴がおすすめです。**みぞおちくらいまでの高さに張ったぬるめのお湯(約38度)に20分ほど浸かるとリラックス効果が**高く、湯冷めしづらいと言われています。冷え性の人は、「熱いお湯に短時間」よりも、「ぬるめのお湯に長く」浸かるようにしましょう。

Case 04

むくみがひどい！

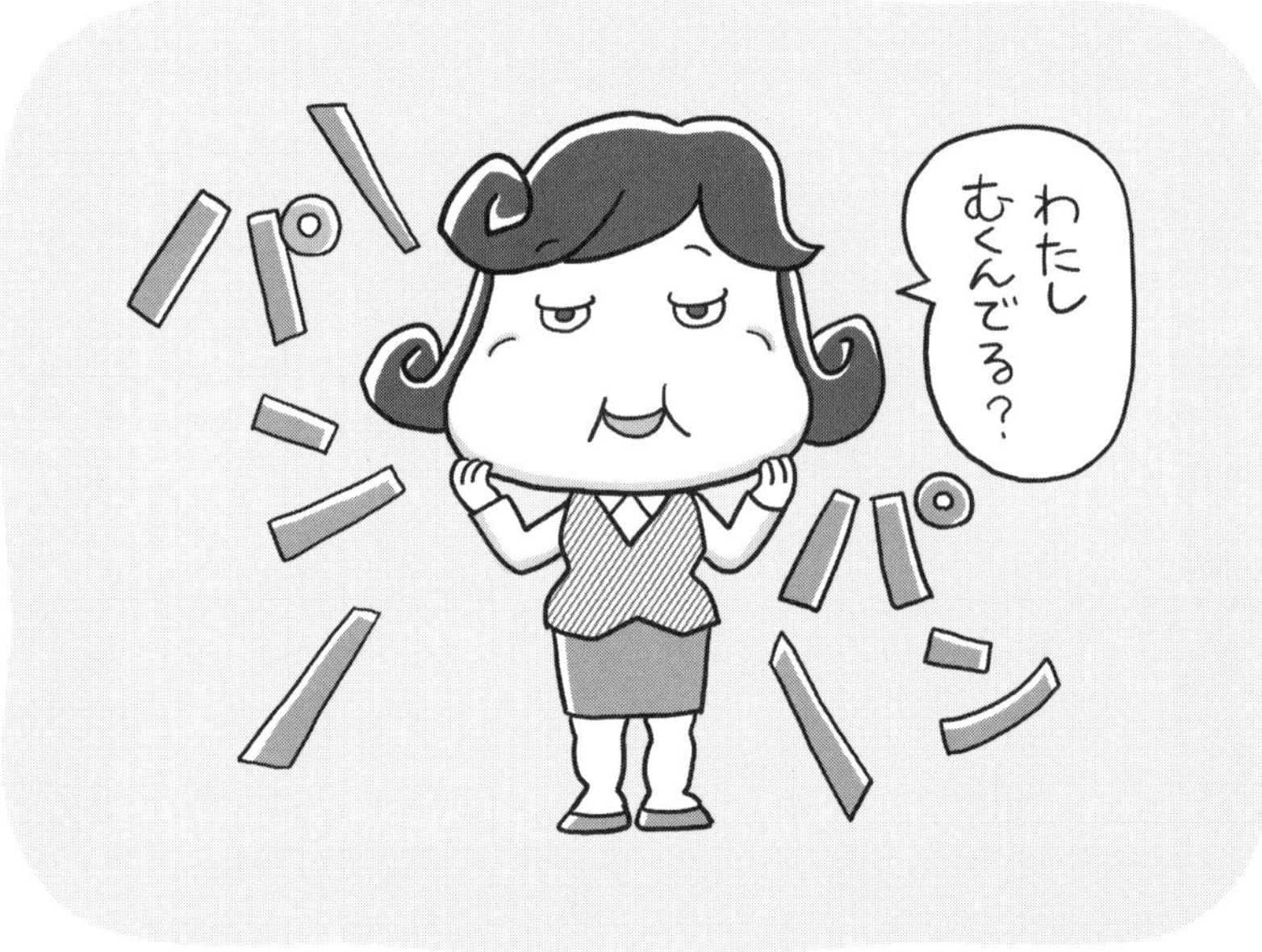

むくみがひどく、まぶたはパンパン、足はまるで象のよう…。いつもだるさを感じます。

神奈川県　渡辺真美さん（45歳）

朝起きて鏡を見ると、まぶたはパンパン！　夕方には靴がきつくなり、靴下の跡がくっきり残ってしまうほどむくんでいます。若い頃は足首がキュッと細かったのに、今では大根足そのもので、足首はどこへやら……。体全体のだるさもなかなか抜けず、仕事帰りの電車では、立っているのが本当にしんどいです。

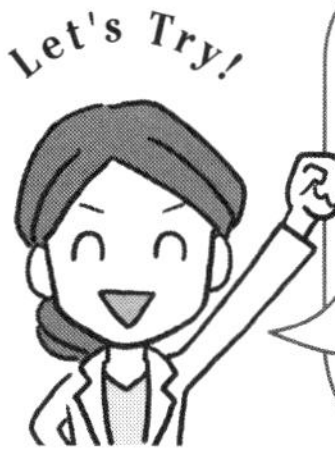

むくみは運動不足、睡眠不足、塩分の摂り過ぎなどが原因ですが、筋力が低下するプレ更年期では、下半身から心臓へのぼる血流が弱くなることが影響しています。ケアを心がけて乗り切りましょう。

＼ 対策① ／

治療

心臓病、腎臓病、甲状腺異常などでもむくみが起こる場合がありますので、まずは検診を受けてください。病気が原因でなければ漢方もよいでしょう。更年期の症状全般によく処方される**当《とう》帰《き》芍《しゃく》薬《やく》散《さん》**をはじめ、**五《ご》苓《れい》散《さん》、防《ぼう》已《い》黄《おう》耆《ぎ》湯《とう》などは、むくみの改善**に効果があります。

＼ 対策② ／

運動

むくみ解消には運動がおすすめです。**積極的に階段を使う、隣駅までは歩く**など、無理のない範囲で体を動かす習慣をつくりましょう。また、筋肉量を増やすと血液循環がよくなり、老廃物の排出がスムーズになります。家事の合間に**軽いスクワットなどの筋トレを取り入れる**などしてみてください。

＼ 対策③ ／

食事

むくみが気になるからといって水分を控えることはNGです。体内の循環をよくすることが大切なので、**水分をしっかり摂って、しっかり排出する**ことを心がけます。**塩分の摂りすぎには注意**して、利尿作用のあるきゅうり、なす、あずき、かぼちゃなどの食材を積極的に摂りましょう。

＼ 対策④ ／

マッサージ

足がむくんでだるいときは、マッサージで解消してみてください。**足の裏をもんでよくほぐしてから、足首、ふくらはぎ、膝裏の順にマッサージをしていきます。**滞った血流を下から上へと流してあげることが目的なので、足裏から膝に向かってもみほぐすのがポイントです。

Case 05

めまいがする！

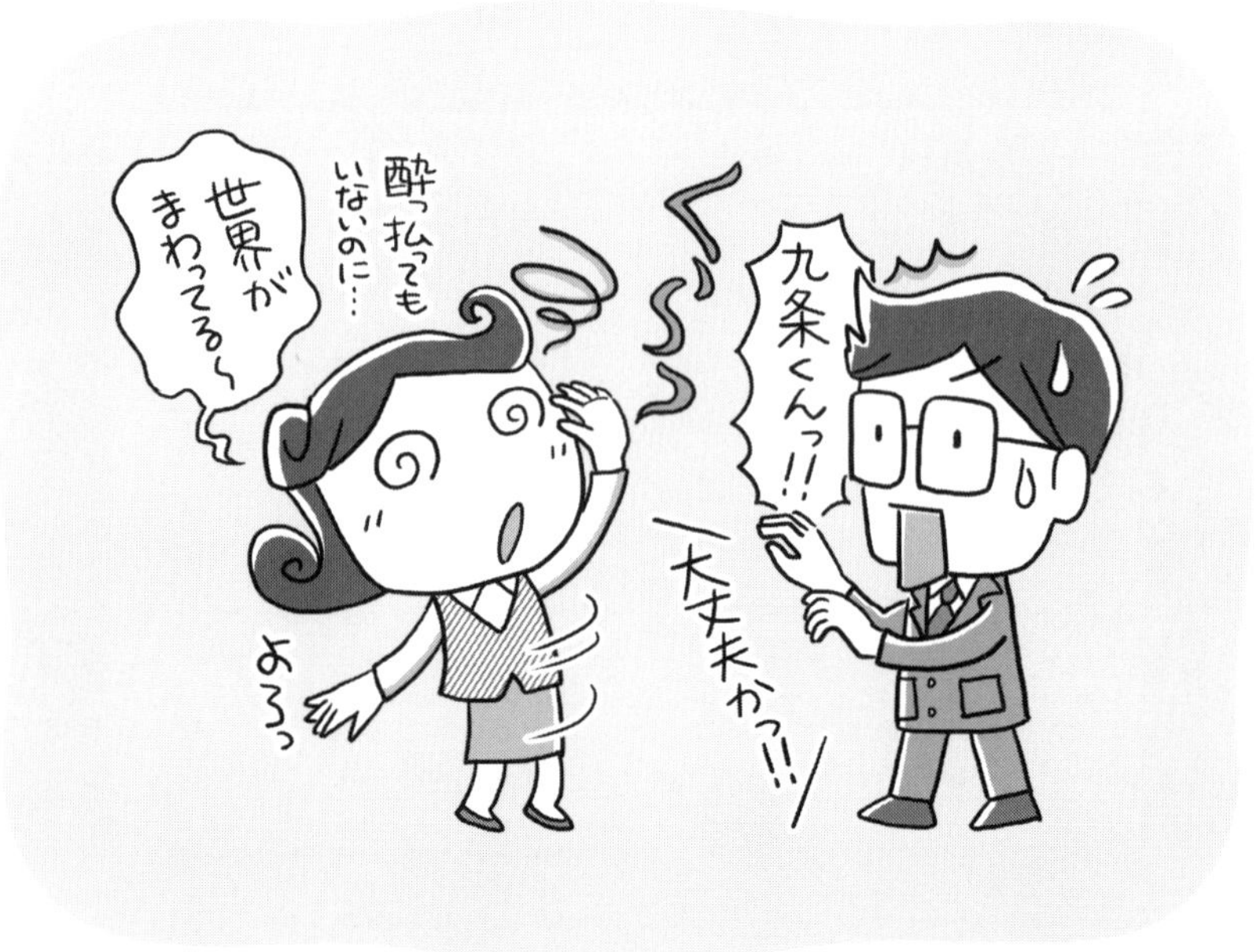
九条くんっ!!
大丈夫かっ!!
酔っ払ってもいないのに…
世界がまわってる〜
よろっ

体がフワッとする、ぐるぐる目がまわるなどの症状が頻繁です。もしやお酒の飲み過ぎ!?

青森県　佐野あかりさん（41歳）

1カ月ほど前、通勤中に突然体がフワフワとした感覚に襲われ、その場でしゃがみこんでしまいました。以降、そのような症状がたびたびでています。つい先日は、目がぐるぐるまわったような感じになって、吐き気もひどかったです。単なる二日酔いかなと思っていましたが、どうやら違うような気がしてきました……。

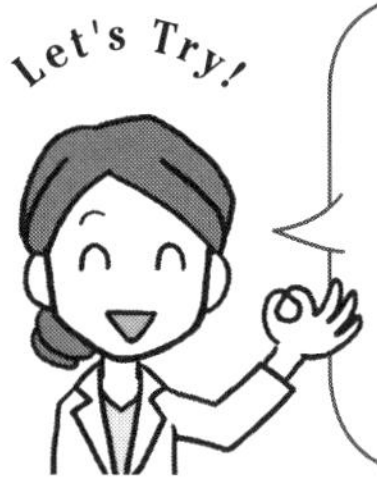

めまいには、自分や周囲がぐるぐるまわる「回転性めまい」と、体がフワフワする「浮動性めまい」があり、回転性めまいは耳鳴り、立ちくらみ、頭痛を併発する場合も。病院で検査しましょう。

＼ 対策① ／

治療

脳血管障害、メニエール病、血圧異常、突発性難聴でもめまいは起こりますが、頻繁に続く場合は脳神経外科もしくは耳鼻咽喉科を受診しましょう。異常がなければ女性ホルモンの低下が考えられます。**婦人科で低用量ピルやホルモン補充療法、ビタミン剤、漢方薬、利尿剤などで治療**します。

＼ 対策② ／

まずは安静

めまいの症状がでているときに無理をして動くと、転倒してしまう危険性があります。すぐにその場に座る、壁に寄りかかる、横になれる場所があれば横になるなどして、**しばらく安静にして**ください。少し**楽になってきたら深呼吸**をして、気持ちを落ち着けてからゆっくり動きます。

＼ 対策③ ／

食事

食生活が乱れると、血流はますます悪くなり、めまいが起きやすくなります。まずは、**規則正しい野菜中心の食生活**を心がけましょう。血流をよくするビタミンEが豊富なかぼちゃ、ブロッコリーのほか、疲労回復効果のあるビタミンB群が含まれるウナギ、レバーは積極的に摂りたい食材です。

＼ 対策④ ／

休養

めまいには、ストレスが大きく関係していると言われています。ストレスを解消するには、意識的に体と心をしっかり休めることが大切です。**音楽を聴きながら**ゆっくり入浴したり、**香りに包まれながら**ぼーっと過ごすなどして、**リフレッシュする**ことを心がけてください。

Case 06

耳鳴りがひどい！

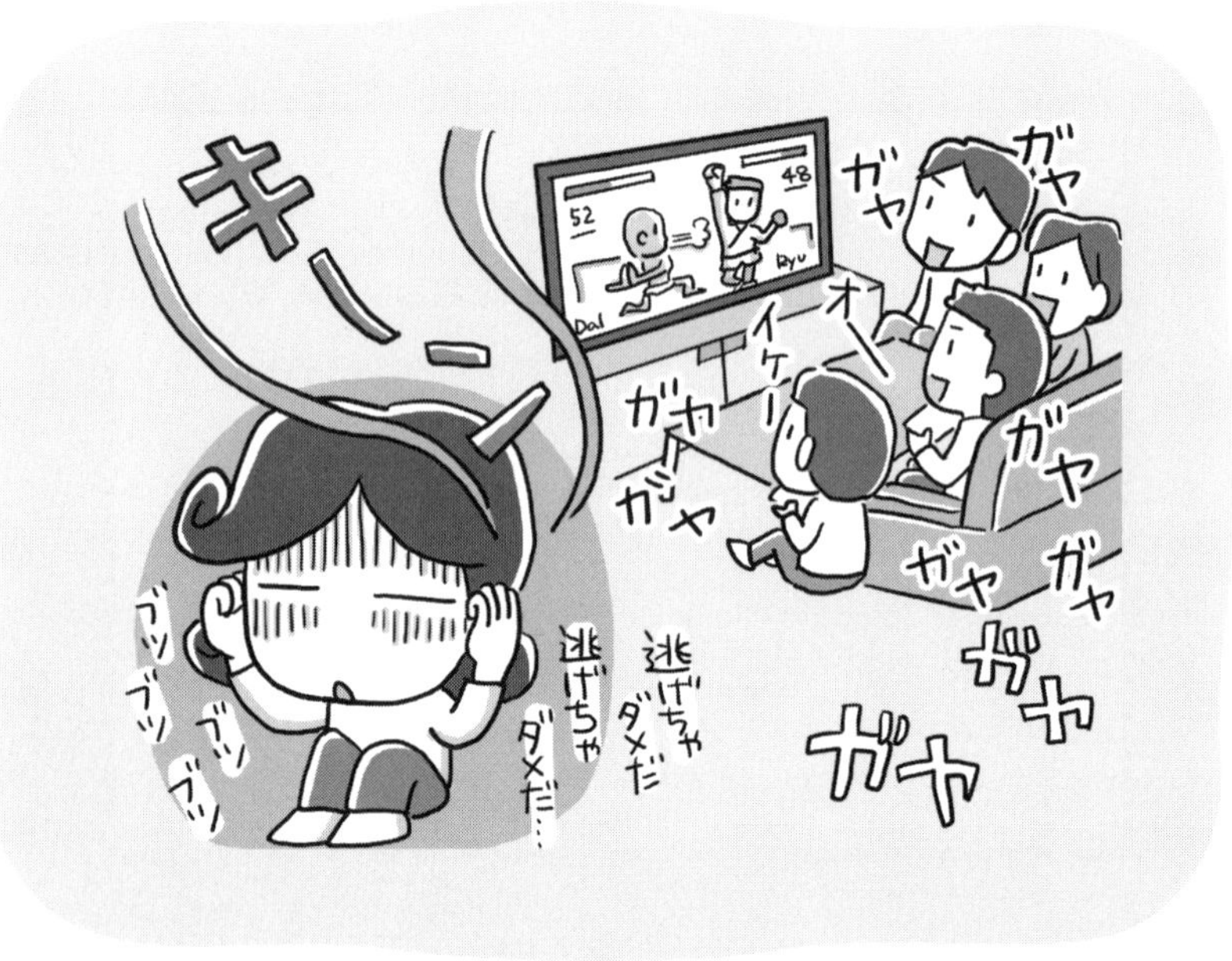

耳鳴りが頻繁です。耳鼻科を受診すると、「更年期かもしれません」と診断されました。

福岡県　伊藤香苗さん（47歳）

ここ1年ほど、キーンという金属音のような高音を感じたり、ブーンという虫が飛んでいるような低音が聞こえることがたびたびあり、とても不快です。先日は耳に水が入って抜けないようなこもった感じになり、もしかして突発性難聴かと思って耳鼻科を受診。「更年期障害の一種」と診断を受けました。

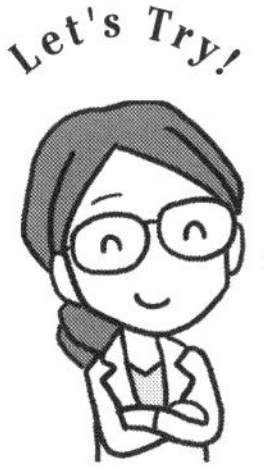

耳鳴りは、耳の内部の「内耳《ないじ》」が興奮して、本来は鳴っていないはずの音の信号を脳に送ってしまうのが原因と考えられています。ひどいめまいを伴う場合もあるので、早めの対処が必要です。

＼対策①／

治療

耳鳴りは、めまいを伴うメニエール病、突然耳が聞こえにくくなる突発性難聴でも起こります。**まずは耳鼻咽喉科を受診**しましょう。病気が否定されたなら、更年期治療やセルフケアを試していきます。一晩寝て治るなら心配ありませんが、続くようなら慢性化させないように治療を進めましょう。

＼対策②／

運動

耳鳴りにめまいの症状が伴う場合は安静が第一なので、運動は控えます。めまいがなく、体を動かせるようであれば、軽い運動を心がけましょう。運動習慣で血流が促進され、自律神経が整ってきます。まずは**1日10分**程度からで構いません。**軽いウォーキング**から始めてみましょう。

＼対策③／

睡眠

脳の疲れが耳鳴りに関係していることが指摘されています。過剰なストレスからよく眠れなくなると、症状がでやすくなるようです。意識的にストレスを発散するとともに、**アロマの香りを取り入れて質のよい眠りを確保**しましょう。また、**適度な運動習慣**も眠りにはとても大切です。

＼対策④／

嗜好品

喫煙習慣やカフェインの過剰摂取は耳鳴りの危険因子です。禁煙し、カフェインも控えましょう。また、アルコールも眠りの質を下げるので、寝酒はおすすめできません。やめることがストレスなら、**お酒は1日おき、たばこの本数は減らす**など、できることから始めてください。

Case 07

イライラして、カッとなる！

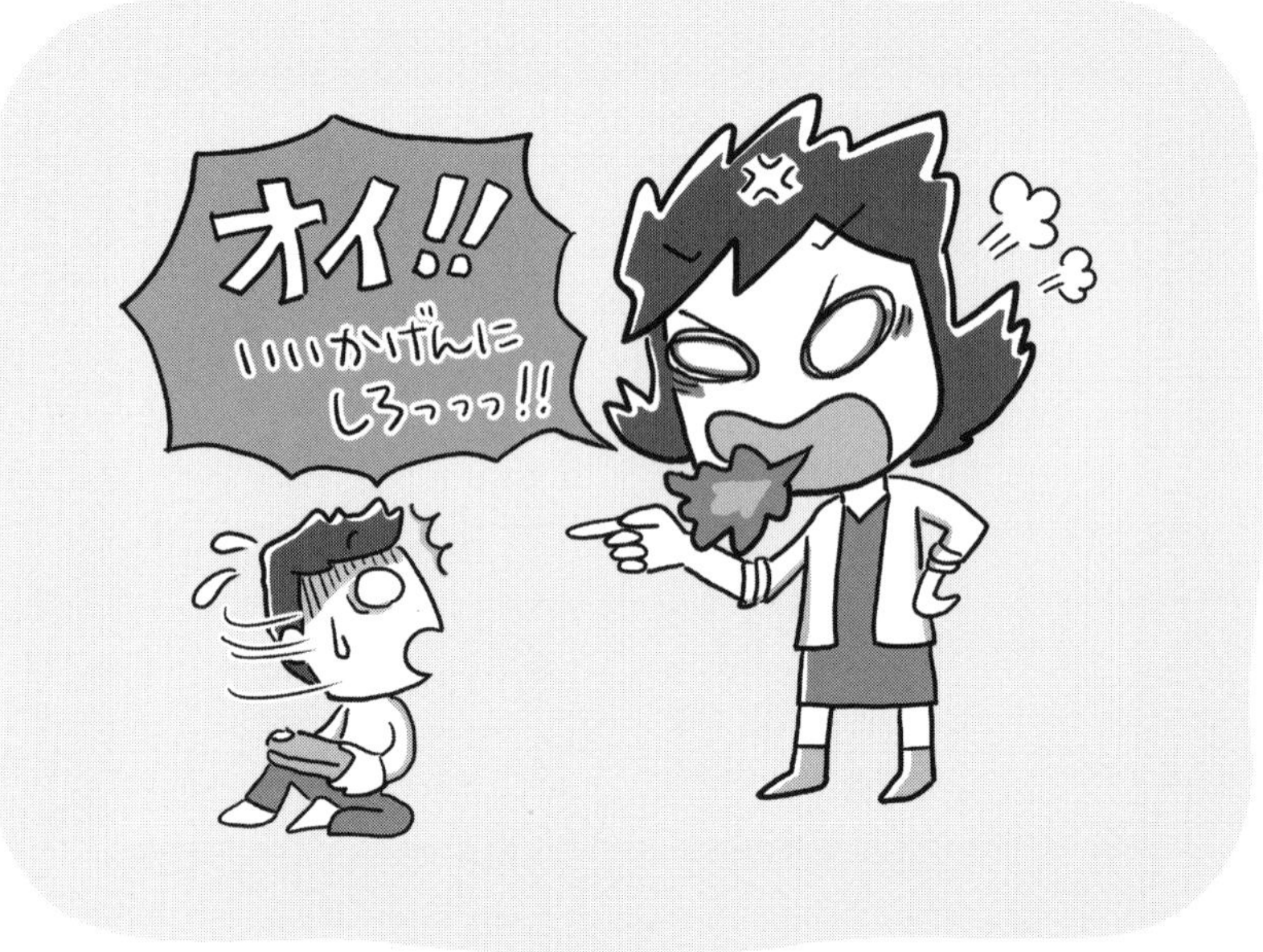

毎日イライラして、子どもに怒鳴りちらしてばかり。もう、限界です！

大阪府　水野英子さん（43歳）

ちょっとしたことでイライラしてしまい、すぐにカッとなってしまいます。昨日も部屋が散らかっていることにイライラし、子どもに大声で怒鳴ってしまいました。やさしいお母さんになりたいのに、感情がコントロールできません。もともと生理前はイライラしやすかったのですが、最近は、毎日が生理前のような状態です。

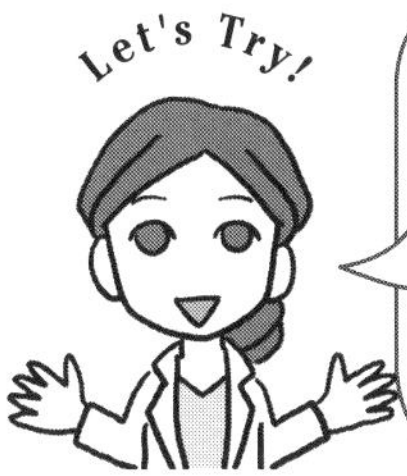

女性ホルモンが減り始めるとイライラしやすくなります。プレ更年期はその人の弱い部分に症状が現れやすいので、月経前症候群（PMS）が重い人は余計につらいですよね。以下の方法を試してみて。

＼ 対策① ／

治療

月経前に精神的に不安定になるPMSは、女性ホルモンの変動が原因です。更年期で女性ホルモンが減ると同様の症状が現れることがあるので、まずは婦人科を受診しましょう。**プレ更年期なら低用量ピル（OC）**や、高ぶった神経を鎮める**漢方薬「抑《よく》肝《かん》散《さん》」で症状を落ち着かせる**ことができます。

＼ 対策② ／

アロマテラピー

香りは心を穏やかにする効果があります。イライラしたらアロマテラピーを取り入れてみましょう。**心を鎮めたいならラベンダーやカモミール、気持ちをすっきりさせたいならレモンやオレンジなどの柑橘系がおすすめ**です。枕やハンカチに1～2滴落とすだけでも効果があります。

＼ 対策③ ／

運動

運動が習慣化すると自律神経が整い、気持ちをコントロールしやすくなります。ストレスを感じるほどの運動はよくありませんが、**心地よく汗をかく程度の運動を**、日頃から取り入れてみてください。ヨガやピラティスのほか、ゴルフやテニスなどを習ってみるのもおすすめです。

＼ 対策④ ／

睡眠

睡眠不足が続くと、誰でもイライラが押さえられなくなります。まずはたっぷりと睡眠時間を確保してください。**うまく眠れないときは、マッサージや半身浴で、リラックスを**心がけましょう。なお、不眠が長く続く場合は、無理をせず医師に相談することをおすすめします。

Case 08

何もやる気が起きない！

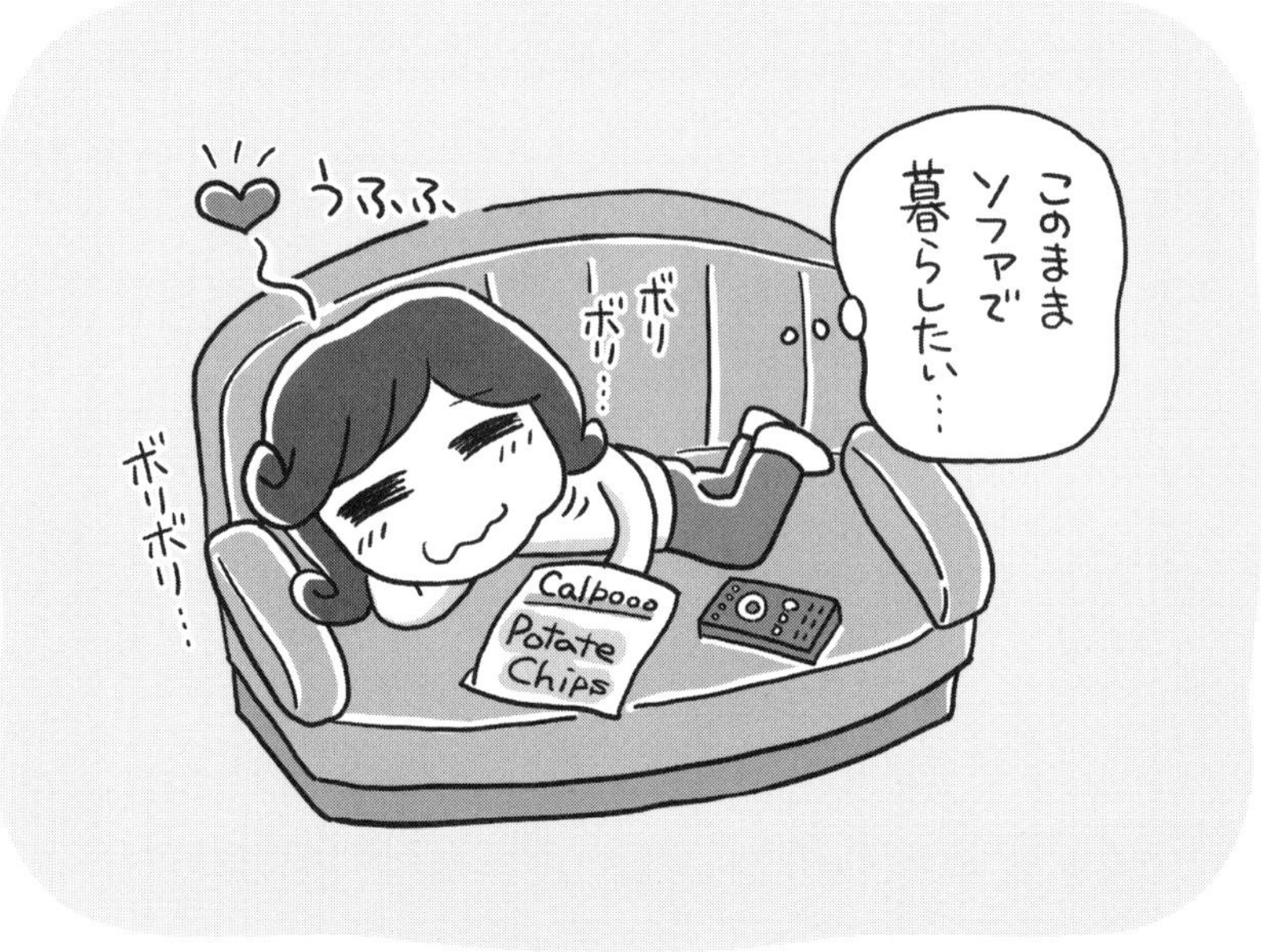

体がだるくて、最近、横になってばかり。趣味のコンサートにも行けなくなりました。

埼玉県　古田絵里さん（48歳）

半年くらい前から体が鉛のように重くて、起きるのもしんどい状態が続いています。毎日這うように、なんとか会社には行っていますが、休日は何もせず、ずっと寝てばかり……。部屋はいつも散らかりっぱなしで気持ちは滅入る一方です。以前はコンサートに行くのが趣味でしたが、最近では、それすら行く気力がありません。

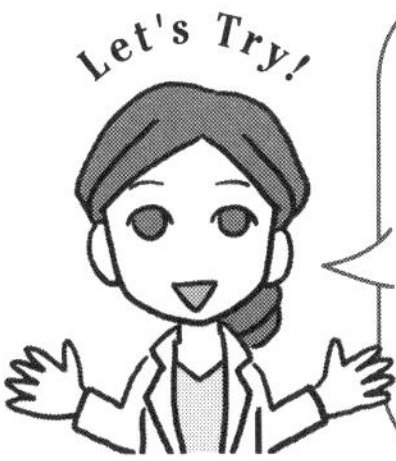

だるくてつらいのに、毎日がんばって仕事に行っているのね。大丈夫。今は女性ホルモンが減って、エネルギーが足りなくなっているだけ。早めの処置で、今まで通り、趣味もエンジョイできますよ。

＼ 対策① ／

治療

体がだるくて疲れが抜けないのは、女性ホルモンが減少しているサインかも。**閉経前なら低用量ピル（OC）を、閉経しているならホルモン補充療法（HRT）**を試してみてください。なお、甲状腺機能の低下や糖尿病などでもだるくことがあるので、内科も受診して検査をしましょう。

＼ 対策② ／

漢方

更年期の疲れやだるさの緩和には、漢方もおすすめです。**八《はち》味《み》地《じ》黄《おう》丸《がん》や人《にん》参《じん》養《よう》栄《えい》湯《とう》**は疲労感が激しくてだるさが抜けないとき、体の機能を補ってくれます。また、精神的な疲労には**加《か》味《み》逍《しょう》遙《よう》散《さん》や柴《さい》胡《こ》加《か》竜《りゅう》骨《こつ》牡《ぼ》蛎《れい》湯《とう》なども効果的**です。医師と相談して、自分の体質に合う漢方を探してみてください。

＼ 対策③ ／

アロマテラピー

体のだるさは心の疲れも関係しています。アロマを取り入れてリフレッシュタイムを設けましょう。気力がわかないときは**イランイランやクラリセージ**、精神疲労の回復には**ローズマリーやレモングラスがおすすめ**です。バスタブに数滴入れてゆっくり入浴すれば、気持ちがリラックスできます。

＼ 対策④ ／

マッサージ

リンパが滞ると疲れが抜けず、無気力になりがちです。マッサージ（▶75ページ）を行って、老廃物を排出しましょう。

足の指をグーにしたときにへこむ**「湧《ゆう》泉《せん》」ツボは、疲れやだるさの改善に効果があります。**

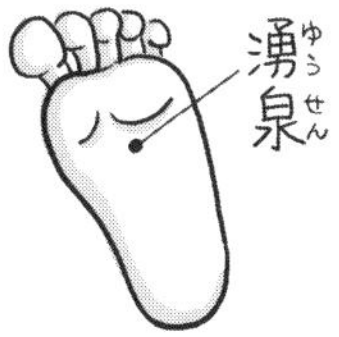

Case 09

寝つきが悪い、眠れない！

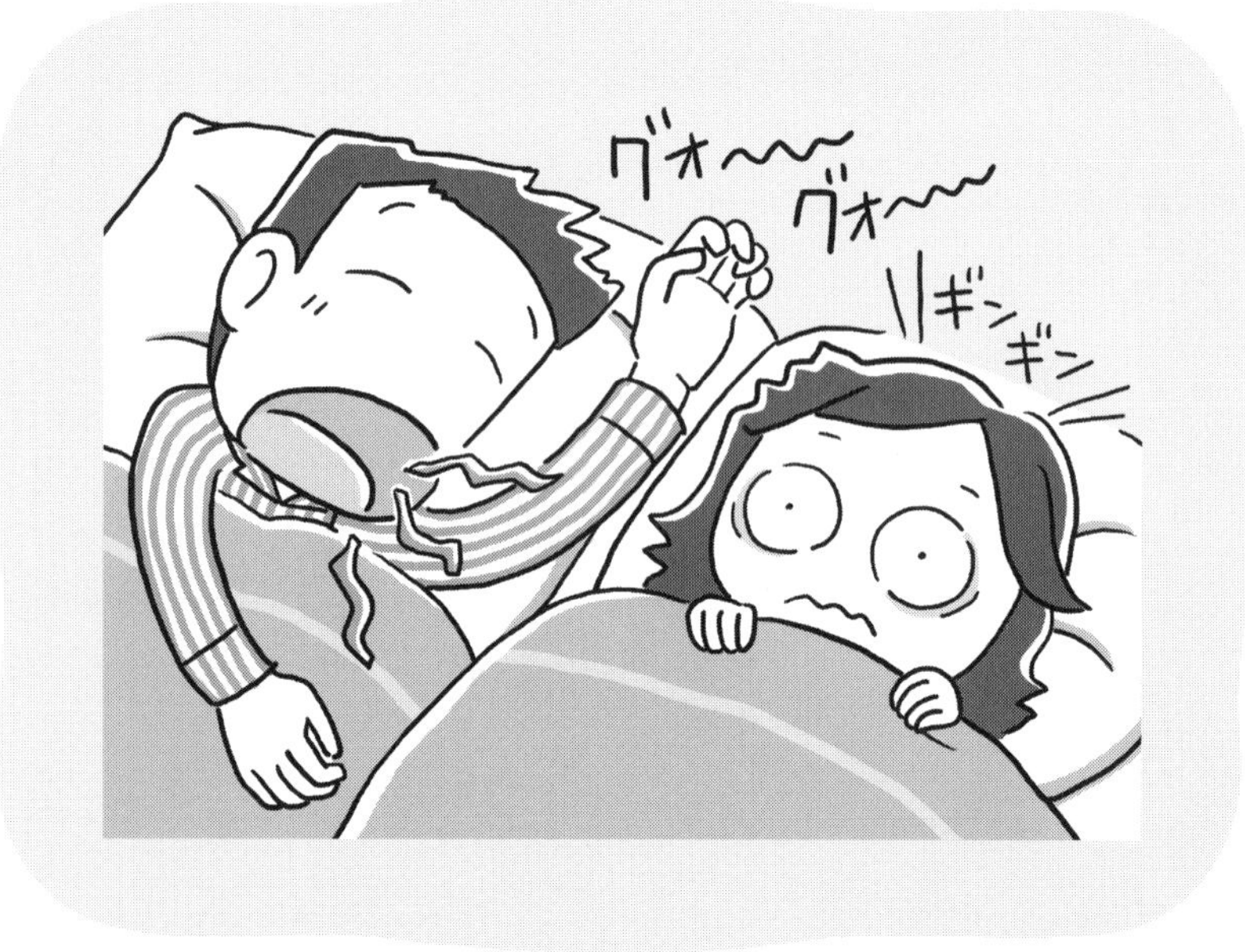

なかなか寝つけず、寝てもすぐに目が覚めます。昼間は眠いのに…。

北海道　本橋恵子さん（44歳）

以前は、ふとんに入れば5分で眠れるタイプでしたが、ここ1年ほど、なかなか眠れなくなってしまいました。ようやく眠れても2〜3時間で目が覚めてしまい、そのまま朝まで眠れないこともしばしばです。睡眠不足のせいで昼間は眠くてたまらず、集中力が続きません。このままでは、仕事で大きなミスをしそうです……。

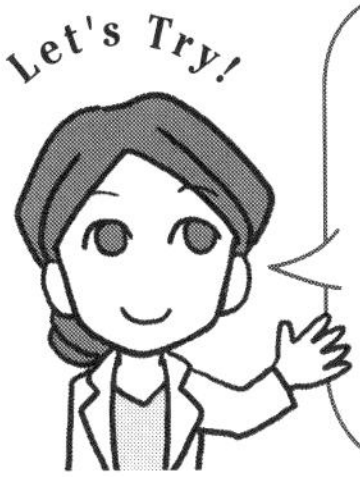

よく眠れない、寝つきが悪い、眠りが浅い、朝早く目が覚めてしまうなどは、プレ更年期によくある症状です。医療とセルフケアをうまく使いながら、良質な睡眠を手に入れましょう！

＼対策①／

治療

症状がひどいときは睡眠導入剤を使うこともありますが、**ホルモン低下が原因であれば、低用量ピルやホルモン補充療法で楽になるケースも**あります。過剰なストレスや悩み事がある場合は、話を聞いてもらうだけでも症状軽減につながるので、**心理カウンセリングの利用もおすすめ**です。

＼対策②／

生活改善

朝起きたらカーテンを開けて太陽の光を浴び、できれば**30分ほどウォーキング**をして目を覚ましましょう。長時間の昼寝、カフェインやたばこ、アルコールは睡眠の質を悪くするので控えます。また、**就寝1時間前にはテレビやスマホもオフ**にし、ゆったりと過ごすようにしてください。

＼対策③／

呼吸

仰向けになって**軽く目をつぶります。スーッと口から息を吐き、吐ききったら1、2秒止めます。**今度は**鼻から息を吸い込み、吸いきったら1、2秒止めます。**これを3、4回繰り返します。呼吸に集中することで「副交感神経」が優位になり、眠りやすくなります。

＼対策④／

ハーブ

質のよい睡眠には、カフェインはできるだけ避けたいところです。そこでおすすめは、ノンカフェインのハーブティー。特におすすめなのが、**カモミール、ラベンダー、ローズです。香りとともにくつろぐ時間が、疲れた体と心を癒し、安眠へと誘います。**

Case 10

肩こりがひどい！

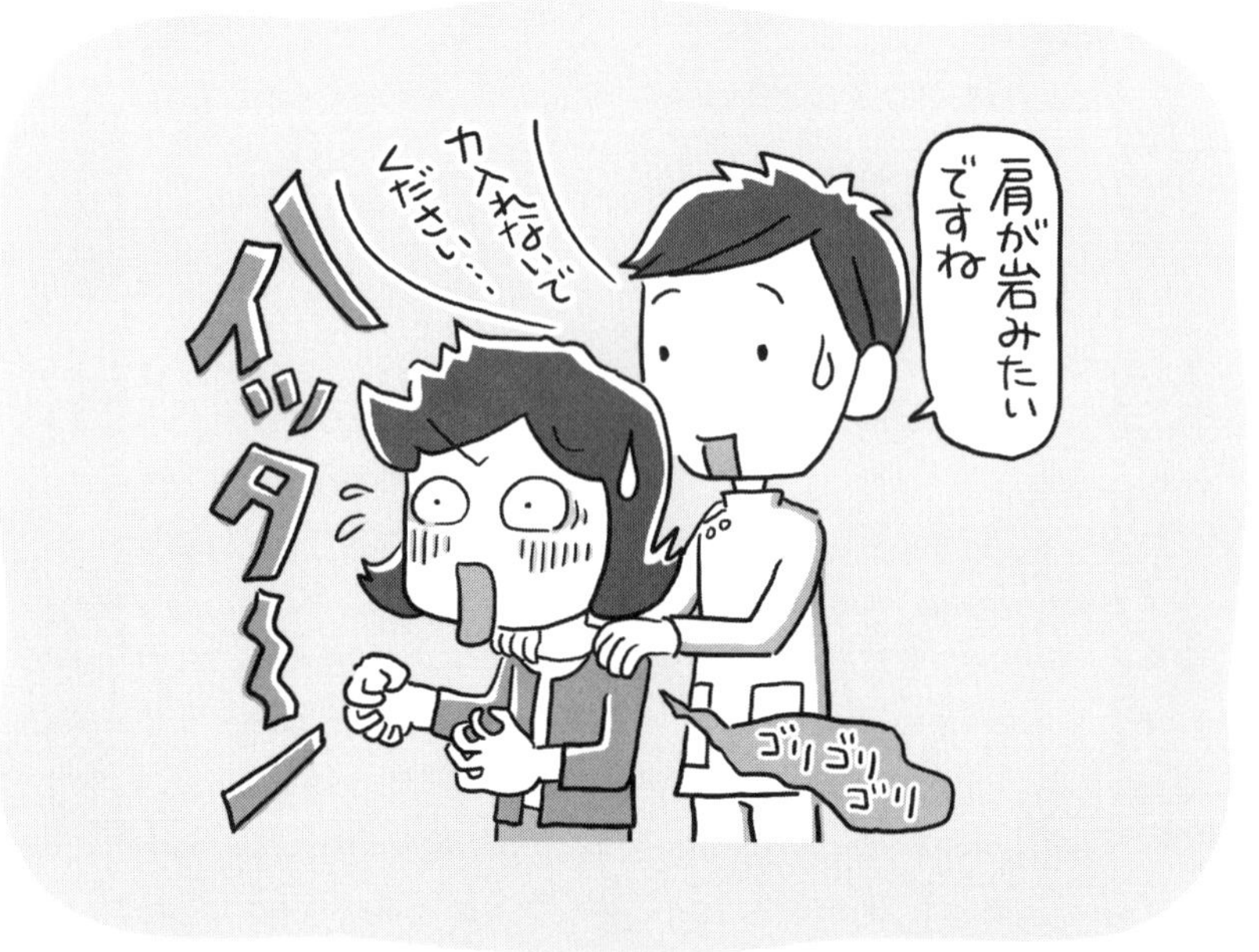
肩が岩みたいですね
力入れないでください…
イッタ～～
ゴリゴリゴリ

首から背中までまるで岩壁のよう！最近では頭痛もあって毎日しんどいです。

沖縄県　青木真弓さん（45歳）

若い頃から肩こりはあったのですが、40代過ぎてからは、首から背中にかけてガチガチ。そのこりっぷりといったら、マッサージ師にまで驚かれるほどです。最近、頭痛も頻繁に起きるようになったので、病院を受診したところ「緊張型頭痛」の診断を受けました。肩こりや目の疲れが原因だそうで、根本から治したいです。

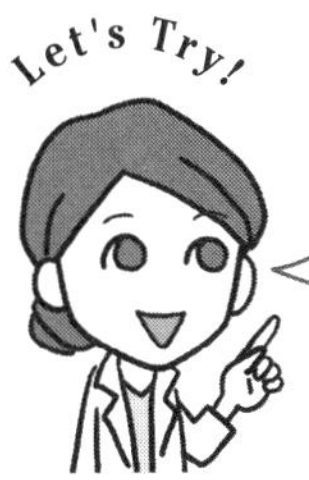

血行が悪くなって、疲労物質である乳酸が筋肉の中にとどまり、かたまってしまうのが肩こりの正体です。血流をよくする生活を心がけ、血行が悪くなりがちなプレ更年期を乗り切りましょう。

＼ 対策① ／

治療

たかが肩こりと思わず、ひどい痛みが続くようなら病院を受診しましょう。特に頭痛が伴う症状の場合は、脳の病気が隠れている可能性もあります。頭痛外来や脳神経内科を受診してください。**肩こりの症状だけであれば、整形外科で痛みを和らぐ治療を**進めてもらいましょう。

＼ 対策② ／

運動

同じ姿勢を続けていると、肩こりがひどくなります。特にパソコンモニターを見続けるデスクワークは目を酷使するため、疲れが溜まりがち。仕事中でも**1時間に1回は肩や首をまわしたり、両腕を上に伸ばしたりしてストレッチを**しましょう。ふだんから猫背にならないよう注意するのも大切です。

＼ 対策③ ／

入浴

バスタイムは、筋肉のこりをほぐす絶好の時間です。**入浴でじっくりと体を温めることで血行がよくなり、肩こりも緩和**されます。暑い夏でも、実は冷房で体が冷えている可能性があります。シャワーだけで済ませず、1年を通して湯船に浸かって血行を促進し、肩こりを予防しましょう。

＼ 対策④ ／

ツボ

手の甲の親指と人差し指の間のつけ根にある**「合谷《ごうこく》」は、肩こりや頭痛、目の疲れに効く万能のツボ**として有名です。痛気持ちいい力加減で2～3秒、じんわり指圧しましょう。

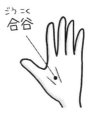

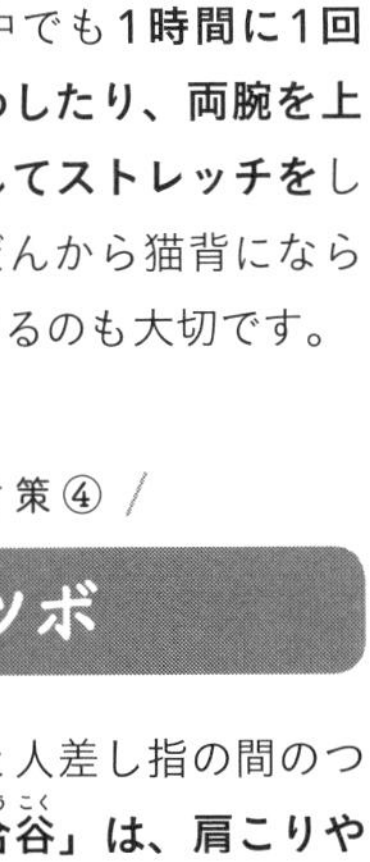

Case 11

セックスがつらい！

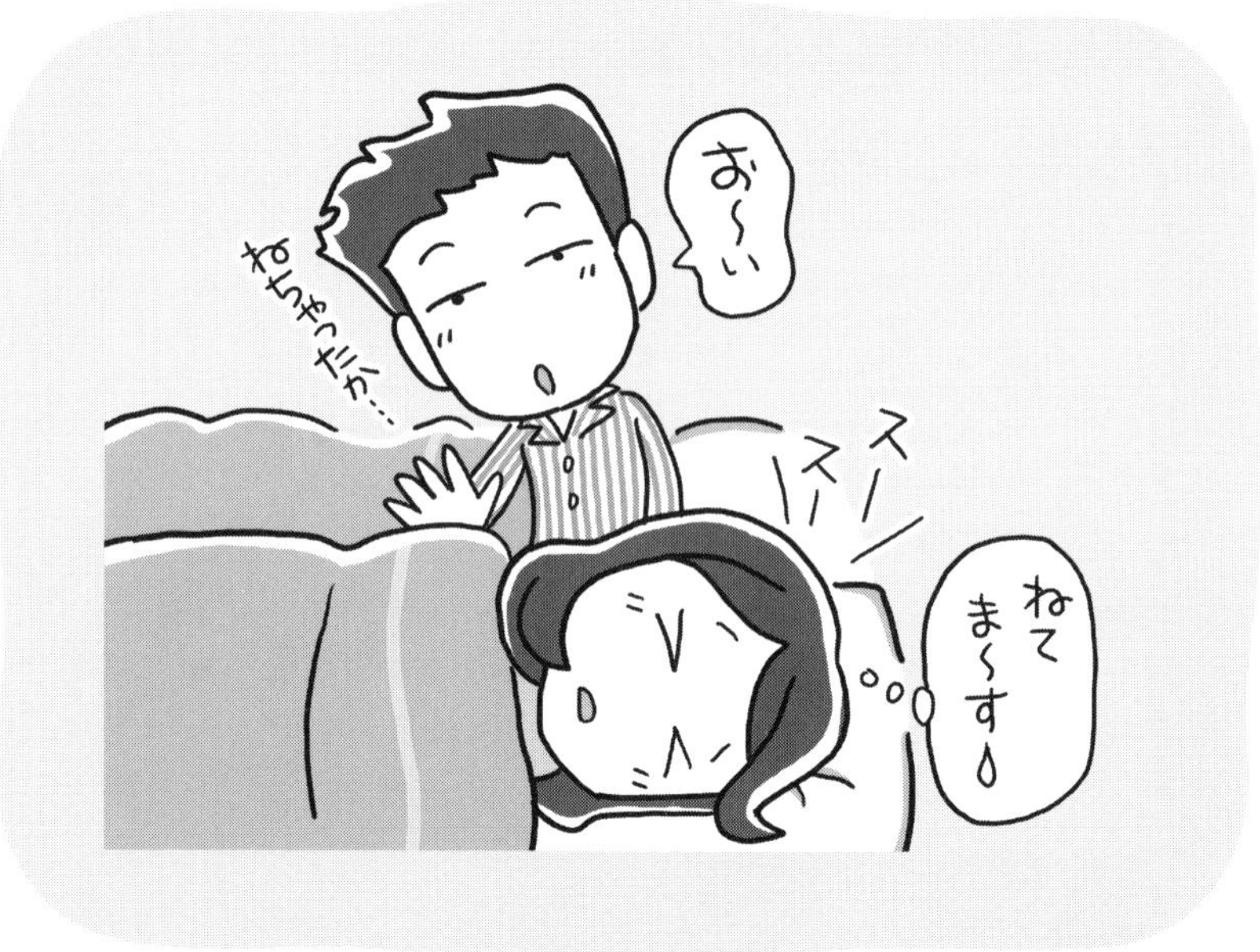

最近セックスがつらく、断ってしまいます。でも、浮気されるのではと不安です。

広島県　斎藤光恵さん（49歳）

性欲旺盛な夫は、50歳過ぎても誘ってきます。でも、ここ数年、痛みを感じるようになり、セックスがよく感じられせん。理由をつけては断るようになってしまって、夫はとても不満そう……。このままでは浮気されてしまうのではないかと不安でたまりません。もう少し楽しめるようになるには、どうしたらいいでしょうか。

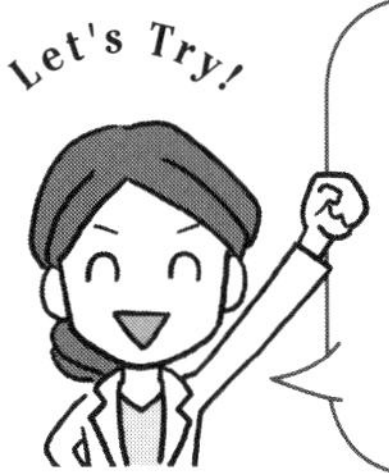

更年期の性交痛は、美容ホルモンのエストロゲンが低下することで、膣の潤滑作用が機能しなくなってしまうためです。パートナーと向き合うよいきっかけと思って、いろいろトライしてみましょう。

＼ 対策① ／

治療

セックスをしていないと膣がどんどん狭くなり、余計にセックスがしづらくなります。すでに閉経しているのであれば、**エストロゲンを必要最小限に補充するホルモン補充療法（HRT）を行うことで膣の弾力は戻ります。**膣に入れる膣錠タイプもあるので、医師に相談してみましょう。

＼ 対策② ／

漢方・サプリメント

ホルモン補充に抵抗がある人には、漢方薬をおすすめします。**温《うん》経《けい》湯《とう》や桂《けい》枝《し》茯《ぶく》苓《りょう》丸《がん》は体を温め、皮膚や粘膜の潤いに効果が**ある漢方薬です。また、女性ホルモンと似た働きをし、粘膜に潤いを与える「プエラリア・ミリフィカ」や「エクオール」を含むサプリメントも試してみてください。

＼ 対策③ ／

雰囲気づくり

ロマンチックな映画を一緒に観たり、**官能的な香りのクラリセージやイランイランのアロマを焚くなど、ムードを高めることも大切**です。そして、たっぷりと時間をかけて愛撫をします。それでも潤わないなら潤滑ゼリーを使ってみるなど、パートナーと一緒に方法を探してみてください。

＼ 対策④ ／

会話

日本人の女性は特に、性的な話題を避ける傾向がありますが、**自分の体や心の変化についてパートナーと語り合う**ことは、とても大切です。性交にこだわらず、自分の気持ちを素直に話してみてください。2人の新たな関係が始まる、よい転換期になるかもしれません。

Case 12

心臓がバクバクする！

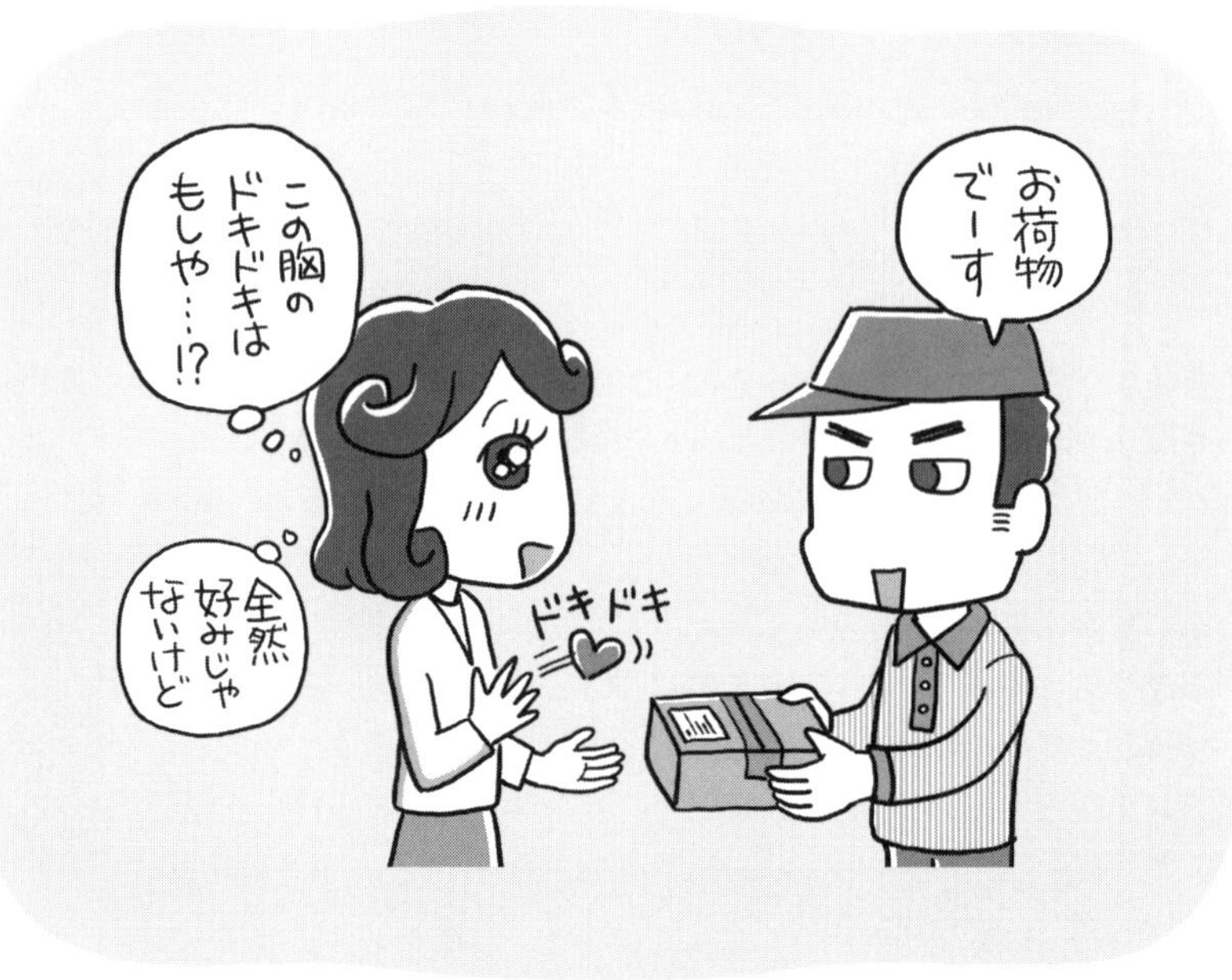
お荷物でーす
この胸のドキドキはもしや…!?
ドキドキ
全然好みじゃないけど

1年ほど前から心臓がバクバクするように。これは恋…、ではなく動悸なの？

愛知県　川口美穂さん（47歳）

健康だけが取り柄の私。これまで更年期障害には無縁かと思っていましたが、先日、宅配便を受け取ろうとした瞬間、突然心臓がバクバクしたんです。はじめは、宅配便の男の子がかっこよくてドキドキしたのかしらと思っていましたが、その後はおじさんに対してもバクバクするように。どうやら恋ではないのかも!?

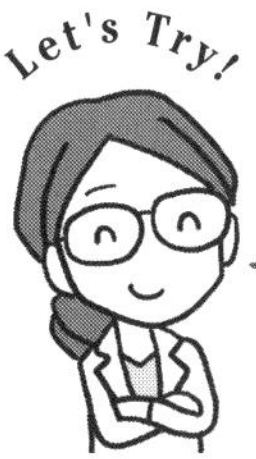

激しく動いたわけではないのに突然バクバクするのは、いわゆる「動悸」という状態かもしれません。女性ホルモンの減少によって自律神経が乱れて、動悸や息切れなどが起きることがあります。

＼対策①／

治療

バセドウ病をはじめとする甲状腺機能亢進症も、動悸症状が現れます。更年期には甲状腺疾患にも注意したいので、血液検査で**甲状腺を検査**しましょう。同時に、心電図などで心臓を検査しておくと安心です。**女性ホルモンの減少が原因であればホルモン補充療法（HRT）や漢方薬が処方**されます。

＼対策②／

漢方

体力があるタイプには**「柴《さい》胡《こ》加《か》竜《りゅう》骨《こつ》牡《ぼ》蛎《れい》湯《とう》」**が効果的です。一方、不安感が強く、体力に自信がないタイプには**「加《か》味《み》逍《しょう》遙《よう》散《さん》」**がおすすめです。また、**「半《はん》夏《げ》厚《こう》朴《ぼく》湯《とう》」**も動悸症状に効果があります。漢方医に相談しながら、**自分の体質に合ったもの**を探してみてください。

＼対策③／

休養

更年期は親の介護や死、子どもの進学や就職など、今まで経験したことのないストレスに直面する時期と重なります。こういった心理的ストレスも、動悸を誘発しますので、日頃からうまくストレスを発散させましょう。**動悸を感じたら、すべてのことを中断して症状が落ち着くまで安静にします。**

＼対策④／

生活改善

血圧を上昇させる**アルコール、カフェイン、たばこは、動悸・息切れを誘発する可能性が**あります。これらは極力控え、できれば禁煙をおすすめします。また、睡眠不足も、動悸を引き起こす原因になります。規則正しい生活を心がけて、睡眠の質を高めるようにしてください。

Case 13

物忘れが激しい！

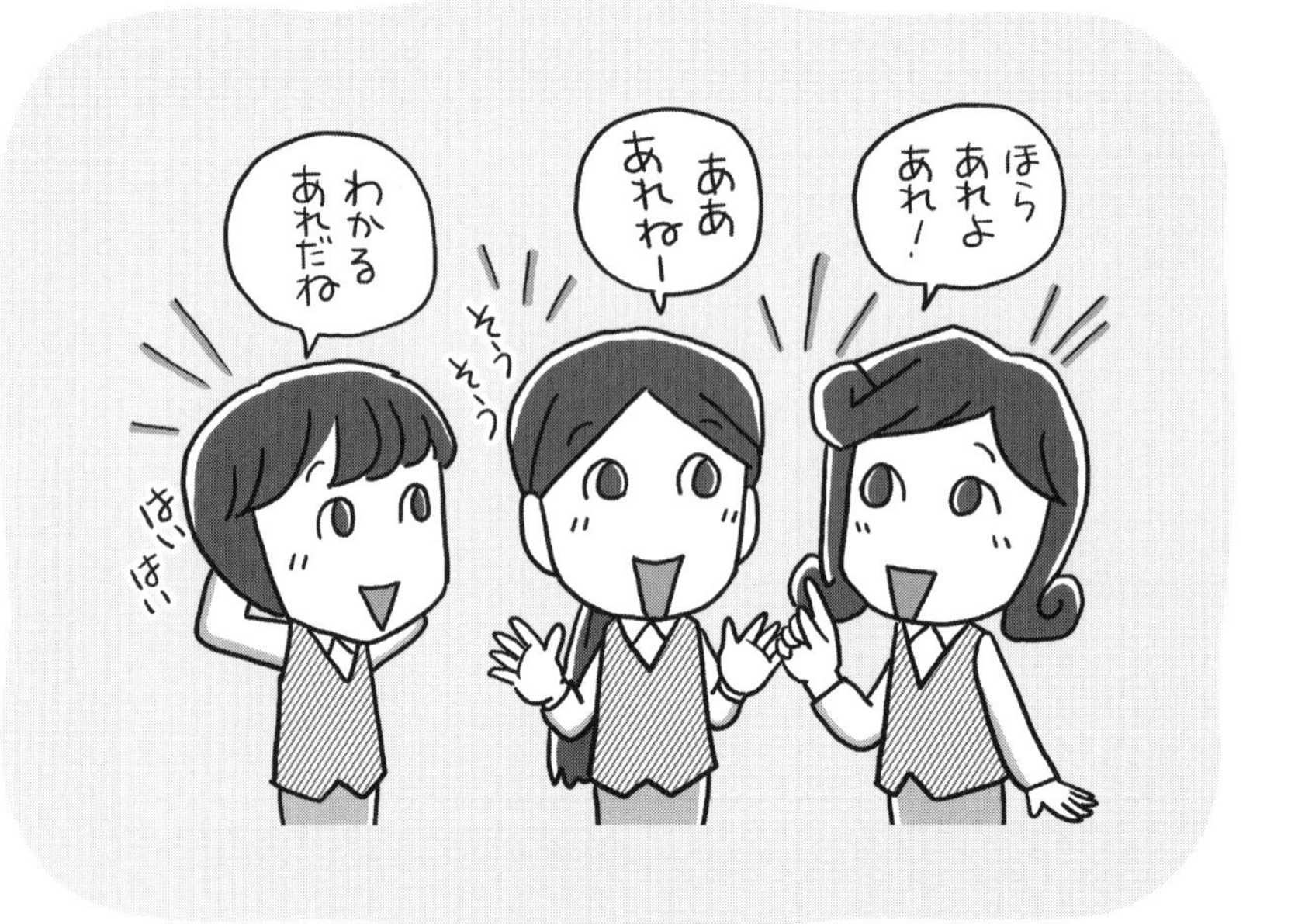

最近、物忘れが激しくなりました。仕事のミスも続き、落ち込む毎日です。

山口県　森山和子さん（45歳）

営業の仕事をしているのですが、最近、お客さまの名前を思いだせないことが多くなりました。商談で外出したのに、大事な資料を会社に忘れることもしばしばです。夫や同僚との会話も、「ほら、あれよ、あれ！」と指示語しかでてこない始末……。このままでは仕事で大ポカをしそうで、毎日不安でたまりません。

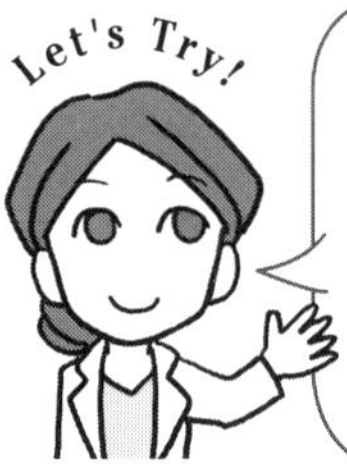

女性ホルモンの減少で脳の働きが悪くなり、物忘れの症状が現れることがあります。女性は男性に比べてアルツハイマーの発症率が高いので、できることから始めましょう。

＼ 対策① ／

治療

女性ホルモンの低下が原因であれば、**アルツハイマーのリスクを下げる効果のあるホルモン補充療法（HRT）が有効**です。しかし、日常生活に支障を感じるほど物忘れが激しい、周囲からも症状が気になると指摘された場合は、アルツハイマーの可能性も考え、まずは内科を受診しましょう。

＼ 対策② ／

漢方

漢方では、**物忘れの改善に「遠《おん》志《じ》」**という生薬が古くから使われていました。気持ちを落ちつける効果があり、加《か》味《み》帰《き》脾《ひ》湯《とう》や人《にん》参《じん》養《よう》栄《えい》湯《とう》にも配合されている生薬です。最近では、中年期以降の**物忘れ改善を目的としたオンジエキスが主成分の市販薬も販売**されています。

＼ 対策③ ／

栄養

脳の老化防止には、**DHA（ドコサヘキサエン酸）やEPA（エイコサペンタエン酸）という脂肪酸が効果的**です。イワシ、ブリ、サンマ、サバなどに含まれるので積極的に食べましょう。なお、カフェインやアルコールは症状を悪化させる可能性があるので控えます。

＼ 対策④ ／

運動

更年期の物忘れには運動が効果的です。特に**有酸素運動を継続して行うことで、脳の血流がアップし、脳機能の低下を防ぐ効果が期待**できます。まずは**1日10分のウォーキング**から始めて、脳内の血流をアップさせましょう。また、ストレッチも効果的です。

Case 14

白髪と抜け毛がひどい！

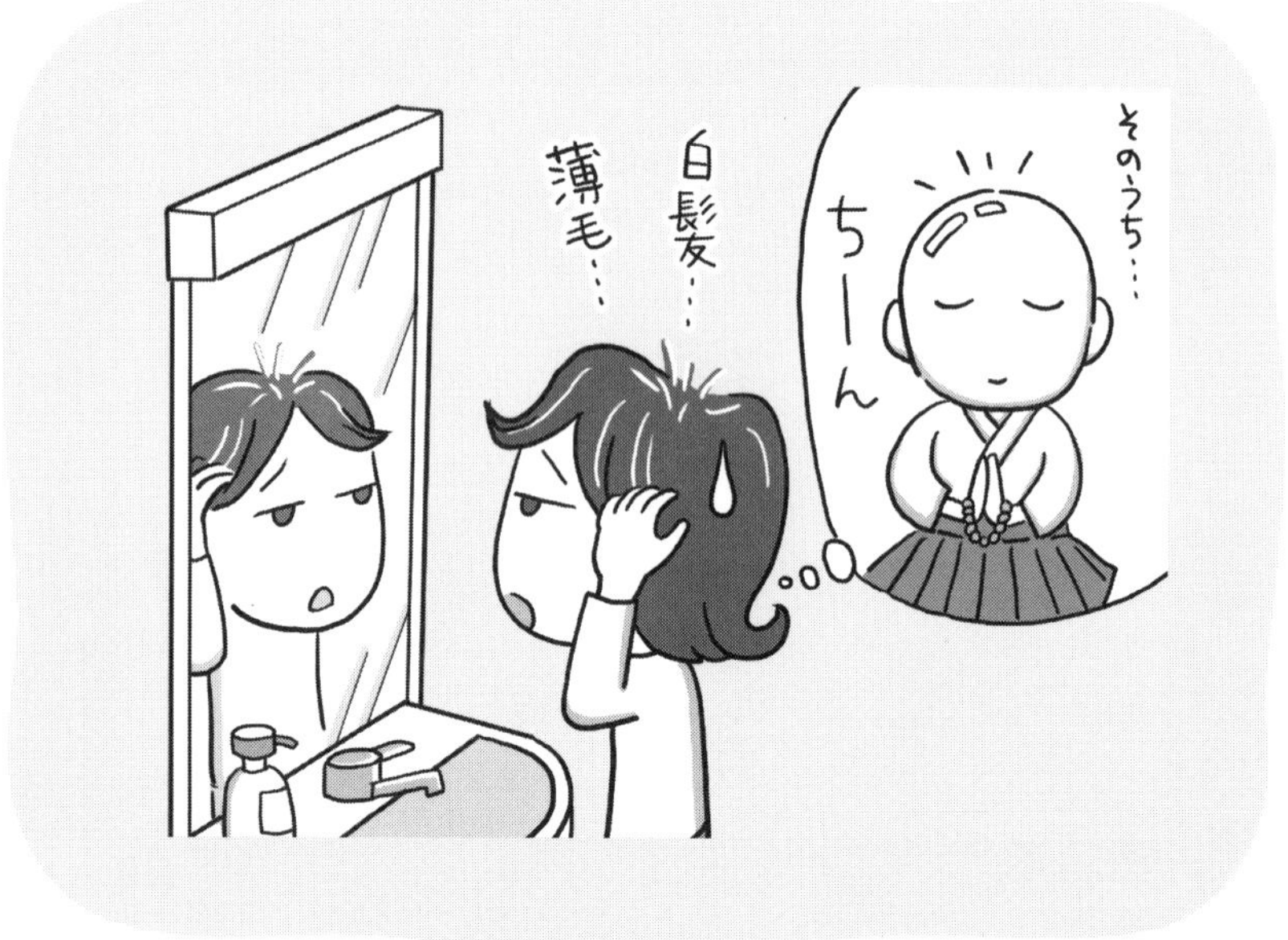

35歳から白髪が増え、45歳過ぎて薄毛に。このままおじさんになっていくの!?

新潟県　中西聡美さん（46歳）

35歳を過ぎた頃から白髪が隠せなくなり、45歳を過ぎてからは抜け毛もひどくなる一方です。特にフロントのボリュームがなくなり、ヘアスタイルがキマりません。白髪を生かした流行のグレイヘアにしようかとも思いましたが、この薄さではかっこ悪い気もします……。とうとうおしゃれも楽しめなくなってしまいました。

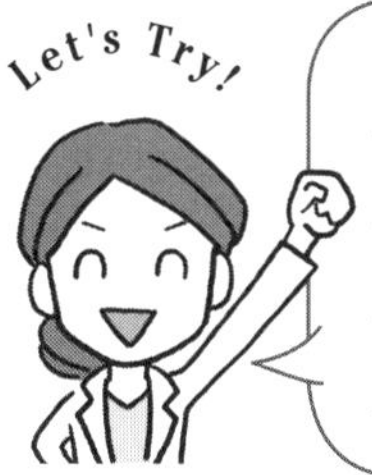

更年期や産後に白髪や抜け毛が増えるのは、女性ホルモンの減少が髪の老化に関係しているからです。栄養不足と紫外線、ストレスに気をつければまだまだ、おしゃれも楽しめます！

＼対策①／

治療

更年期の症状で白髪や抜け毛が増えているのなら、**ホルモン補充療法（HRT）や低用量ピル（OC）でバランスを整え**ます。女性ホルモンの低下以外に、橋本病をはじめとする甲状腺機能低下症でも抜け毛は増えます。女性ホルモンの検査と合わせて、**甲状腺ホルモンもチェック**しましょう。

＼対策②／

食事

美しい髪には、髪の基本成分「ケラチン」の主成分になるたんぱく質を含む**鶏肉**、**魚介類**を積極的に摂りましょう。また、髪の再生を促す亜鉛やマグネシウムは、**牡蠣や豚レバー**、**海藻類**に豊富に含まれています。ビタミンが豊富な**緑黄色野菜**や**果物**も摂取するようにしてください。

＼対策③／

ケア

育毛剤にも使われる**ローズマリーのアロマオイルをホホバオイルに1滴入れて、頭皮をマッサージ**するのもおすすめです。カラーリングやパーマは髪にダメージを与えるので、低刺激のものを選びましょう。また、ドライヤーの熱も髪をいためるので、20cmほど離して乾かします。

＼対策④／

睡眠

規則正しい生活が大切です。睡眠不足にならないよう気をつけるとともに、質のよい睡眠を心がけて、寝ている間に髪の再生を促し、美髪を育てましょう。そのためにも、眠りを浅くする原因となる**就寝前のスマホやテレビ、アルコールは極力控えて、安眠できる生活習慣を意識**してください。

Case 15

肌が乾燥してかゆい!

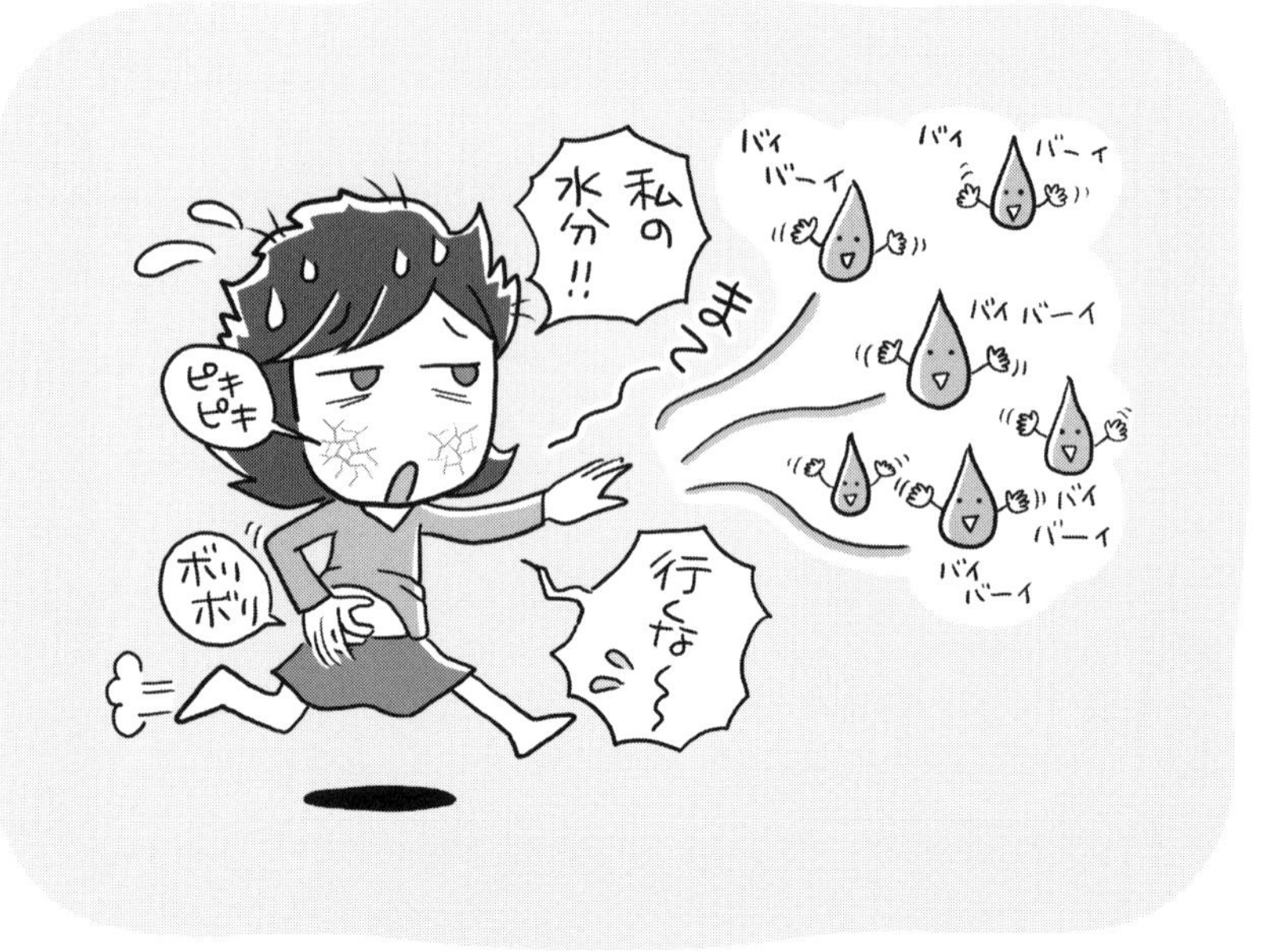

乾燥して肌がかゆくてたまらない! 睡眠中もボリボリ、肌はボロボロ……。

静岡県　大西貴子さん(44歳)

ここ数年、1年中、肌荒れするようになりました。粉を吹いたようになるほど乾燥してしまい、ものすごくかゆいです。ついついかきむしってしまって、肌はボロボロ。化粧ノリも悪く、皮膚科を受診しましたが、アレルギーやアトピーではないとのこと。一体、私の肌はどうなってしまっているのでしょうか?

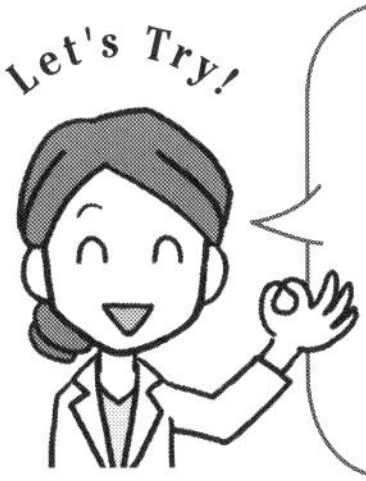

美容ホルモンと呼ばれるエストロゲンにはコラーゲンの生成を助ける働きがあります。分泌が活発な時期は、肌は艶やかでプルプルですが、減少すると肌のトラブルが多くなります。

＼ 対策① ／

治療

アトピー性皮膚炎や皮脂欠乏性湿疹でないなら、エストロゲンの減少が原因かもしれません。**OCや**HRT、**肌に潤いを与える漢方「温《うん》経《けい》湯《とう》」**を試してみましょう。なお、傷口からばい菌が入り炎症が悪化する危険もあるので、かきむしるほどひどい場合は皮膚科を受診してください。

＼ 対策② ／

食事

肌に潤いを与えるコラーゲンと、コラーゲンの生成を助け、皮膚乾燥を予防する**ビタミンCを積極的**に摂りましょう。コラーゲンを多く含む食材は**鶏手羽**や**豚肉**、ビタミンCが豊富な食材は**ブロッコリー**や**ほうれん草**です。また、喫煙は肌の乾燥と老化につながるので、禁煙をおすすめします。

＼ 対策③ ／

入浴

肌が乾燥していてるときに、ゴシゴシと力を入れて洗うのはNGです。石鹸をよく泡立て、こすらずになでるようにやさしく洗います。化学繊維の**ナイロンタオルなどは使わず、手で洗うのがおすすめ**です。入浴後もタオルを押し当てるように拭き、早めの保湿を心がけましょう。

＼ 対策④ ／

服装

ポリエステルやナイロン、アクリルなどの化学繊維は、静電気が起こりやすいため、肌がチクチクする原因にもなります。特に、直接肌に触れる**下着は、できるだけ綿やシルクなどの肌にやさしい天然素材を選ぶ**ようにするとよいでしょう。

Case 16

尿漏れと頻尿がつらい！

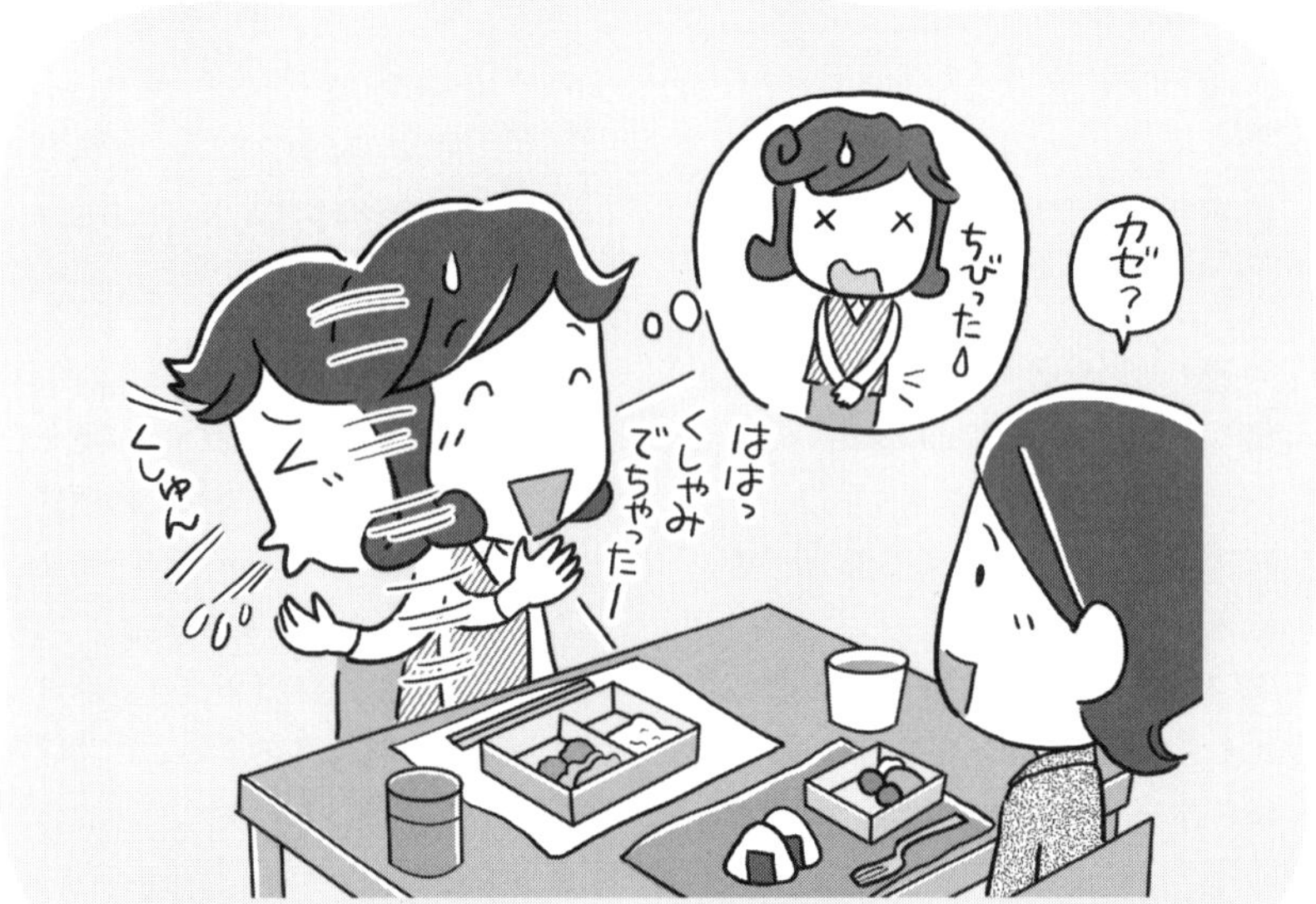
カゼ？
ちびった
ははっ
くしゃみ
でちゃったー
くしゅん

ちょっとの振動で尿漏れするんです。夜は頻尿で眠りも浅く、疲れも取れません！

北海道　廣田加代さん（48歳）

最近、くしゃみやせきをした瞬間に尿漏れするようになってしまいました。くしゃみの反動で、ジワーッと漏れた感じになるので、花粉症シーズンは、それはもう大変です！　しかも夜は、2時間おきにトイレに行きたくなるようになってしまい、よく眠れません。もう、オムツをするしかないのでしょうか。

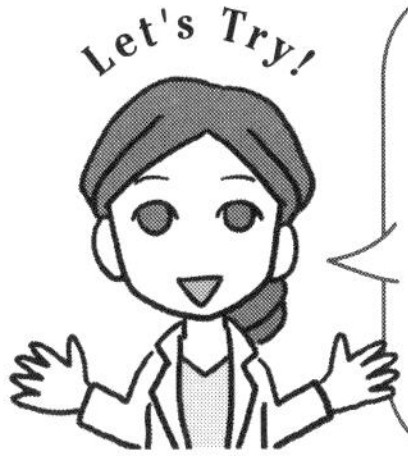

女性ホルモンの低下が原因で起こる尿漏れは、40代女性の4人に1人が悩んでいるとも言われ、更年期に多く見られる症状です。ストレッチなどで改善できますから安心してください。

＼ 対策① ／

尿失禁

くしゃみの反動や、重いものを持ち上げたときなど、お腹に力を入れた反動での尿漏れを「腹圧性尿失禁」と言います。**女性ホルモンの低下で膀胱や子宮を支える骨盤底筋群が弱まっているのが原因**です。改善が見られない場合はほかの病気も考えられるので、泌尿器科を受診しましょう。

＼ 対策② ／

骨盤底筋体操

尿漏れに効果のある体操です。①**仰向けに寝て両足を肩幅に開き、両膝を立ててリラックス。②お腹に手を乗せ、肛門と膣を10秒間締める。③力を緩めて10秒間休む。これを3～10回ほど繰り返します。**

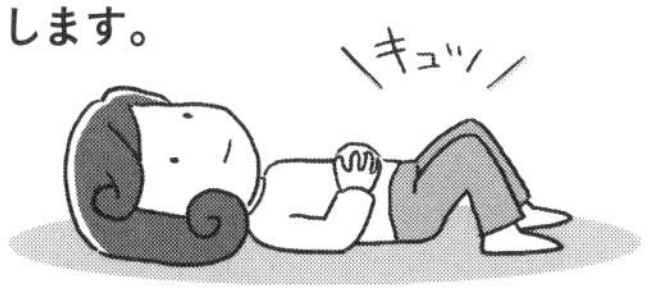

＼ 対策③ ／

過活動膀胱

強い尿意が急に起きてトイレに間に合わない、1日8回以上トイレに行く、就寝後1回以上トイレに行くなどの症状を「過活動膀胱」と言います。これも骨盤底筋の弱まりが原因のひとつです。**薬物療法に加え、行動療法（膀胱に尿を溜める訓練）で改善が期待**できるので泌尿器科を受診しましょう。

＼ 対策④ ／

夜間頻尿

40歳以上の約4割が就寝後に排尿のため1回以上起きる「夜間頻尿」があり、加齢とともにその割合は高くなります。子宮筋腫や卵巣腫瘍が膀胱を圧迫し、夜間頻尿が起きるケースもありますので、まずは**婦人科で検査を**しましょう。**婦人科の病気でなければ「過活動膀胱」**も考えられます。

Q 出産していないと、閉経が早まりますか？

A 閉経の時期に出産経験の有無は関係ありません。

閉経に関係するのは卵巣寿命です。生まれたとき、女性は約200万個の「原子卵胞」（卵子のもと）を持っています。毎月の排卵には、約300個の卵胞が準備されますが、実際に卵子となって卵管へ飛びだすのはたったの1個。残りの卵胞はそこで消滅します。この繰り返しで卵胞がゼロになるのが閉経の時期なので、**出産経験の有無は関係ありません。**なお、卵巣内の卵胞の数は、「AMH（抗ミュラー管ホルモン)」という検査で予測できます。

Q 男性でも更年期障害はありますか？

A 更年期の症状が現れる男性もいます。

男性も年齢とともに男性ホルモンが減ってくるので、イライラしたり、憂鬱になったり、のぼせたりと、女性の更年期と似たような不調がでる人も少なくありません。**男性更年期の場合は、泌尿器科で検査をするのが一般的**です。**テストステロンという男性ホルモンの値を指標に、更年期かどうかを総合的に判断**します。男性も女性と同じく、ホルモン補充療法や漢方で症状の緩和が期待できます。男性の場合は、2～3週間に1度、テストステロンを筋肉注射します。症状に応じて、精神科や整形外科との連携で治療を進めることがあります。

Q　PMSがひどいタイプなのですが、更年期症状も強くでるのでしょうか？

A　更年期の症状はその人の弱い部分が重篤になる可能性があります。

月経が始まる3～10日前からイライラしたり、肌荒れしたり、だるくなったりと、日常生活に支障がでるほどの不調をきたすのが月経前症候群（PMS）です。PMSはプロゲステロンの増加に影響を受けますが、まさに更年期と同じように、女性ホルモンのバランスによって引き起こされています。**更年期はその人の弱い部分に症状が現れやすいので、PMSが重症な人は、プレ更年期から婦人科検診とセルフケアを取り入れた対処**を始めましょう。

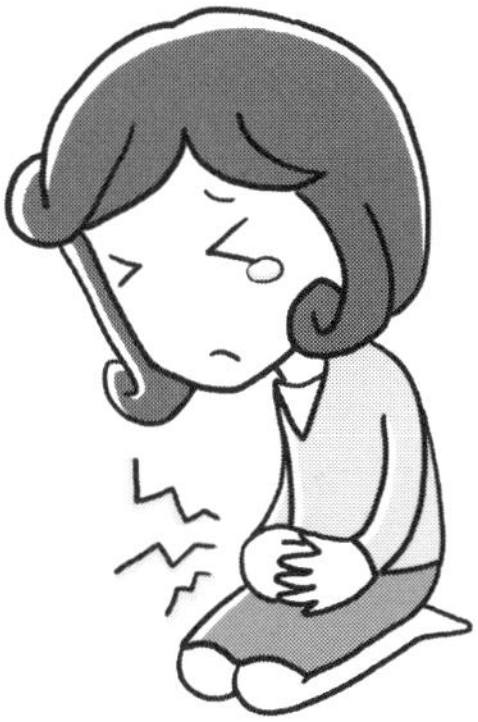

Q　セックスしていないと女性ホルモンが減って、更年期が早くきますか？

A　セックスと女性ホルモンの分泌量は関係ありません。

セックスをしたからといって、必ずしも女性ホルモンがたくさん分泌されるわけではありません。**女性ホルモンの分泌を高めるのは、幸せな気持ちを感じること**です。たとえばサッカー選手を見てキュンとしたり、かっこいい俳優にときめいたりするだけでも、卵巣は活性化し、ホルモンバランスが整います。幸福感のないセックスなら、逆にホルモンバランスを崩す原因にもなります。ですからセックスにとらわれず、心が幸せになるものを見つけましょう。

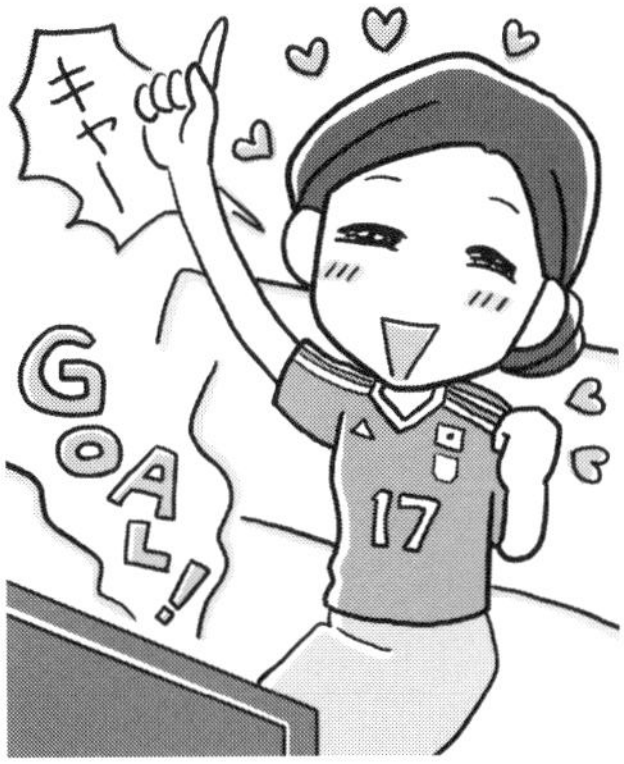

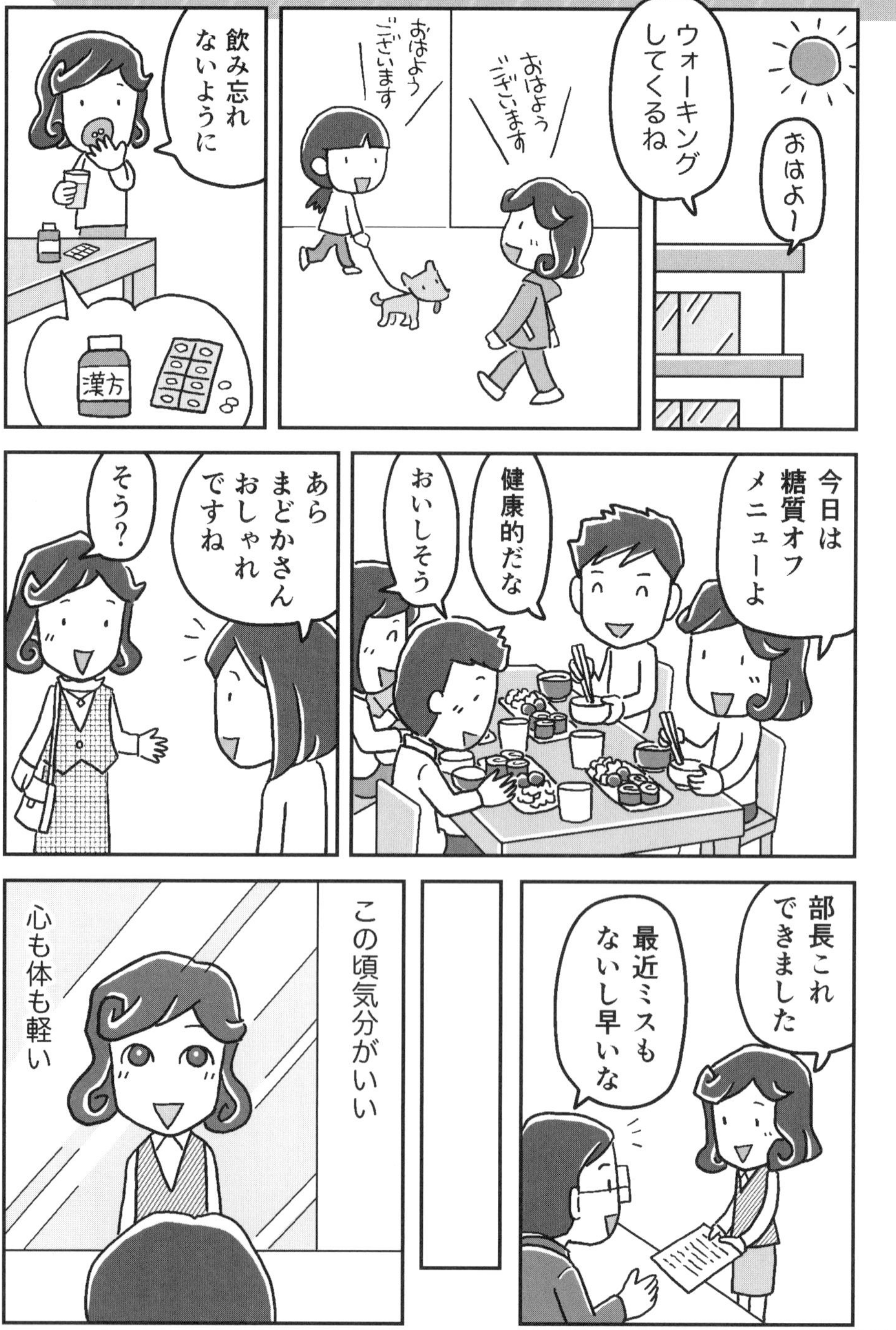
おはよ～
ウォーキングしてくるね
おはようございます
おはようございます
飲み忘れないように
漢方
今日は糖質オフメニューよ
健康的だな
おいしそう
あらまどかさんおしゃれですね
そう?
部長これできました
最近ミスもないし早いな
この頃気分がいい
心も体も軽い

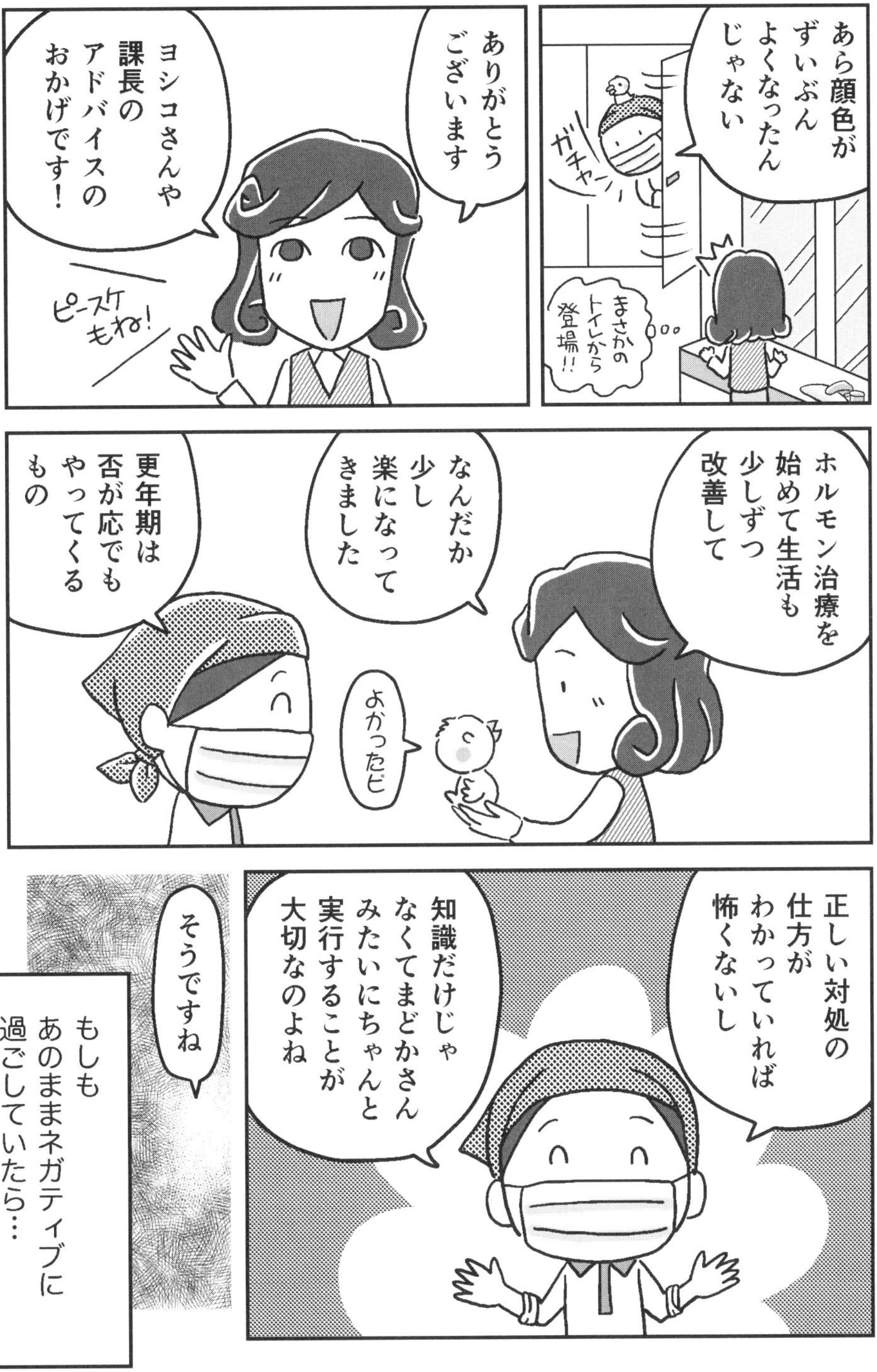
あら顔色がずいぶんよくなったんじゃない
ガチャ
まさかのトイレから登場!!
ありがとうございます
ヨシコさんや課長のアドバイスのおかげです！
ピースケもね！
ホルモン治療を始めて生活も少しずつ改善して
なんだか少し楽になってきました
更年期は否が応でもやってくるもの
よかったピ
正しい対処の仕方がわかっていれば怖くないし
知識だけじゃなくてまどかさんみたいにちゃんと実行することが大切なのよね
そうですね
もしもあのままネガティブに過ごしていたら…

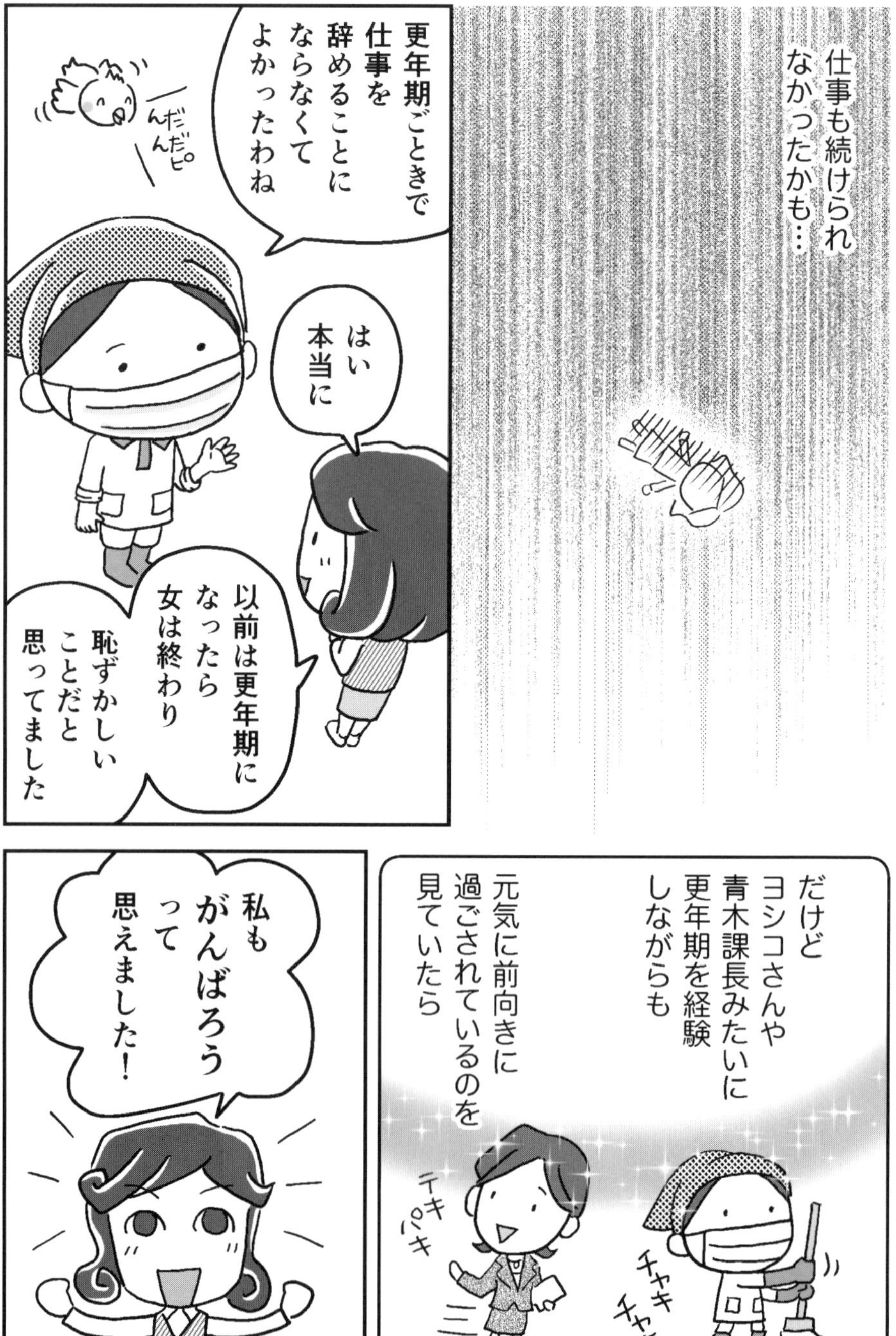

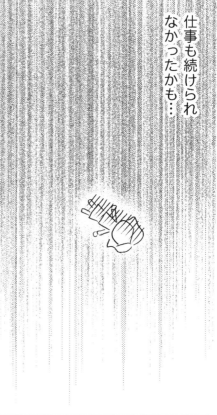

仕事も続けられなかったかも…
更年期ごときで仕事を辞めることにならなくてよかったわね
んだんだピ
はい本当に
以前は更年期になったら女は終わり
恥ずかしいことだと思ってました
だけどヨシコさんや青木課長みたいに更年期を経験しながらも
元気に前向きに過ごされているのを見ていたら
テキパキ
チャキチャキ
私もがんばろうって思えました!

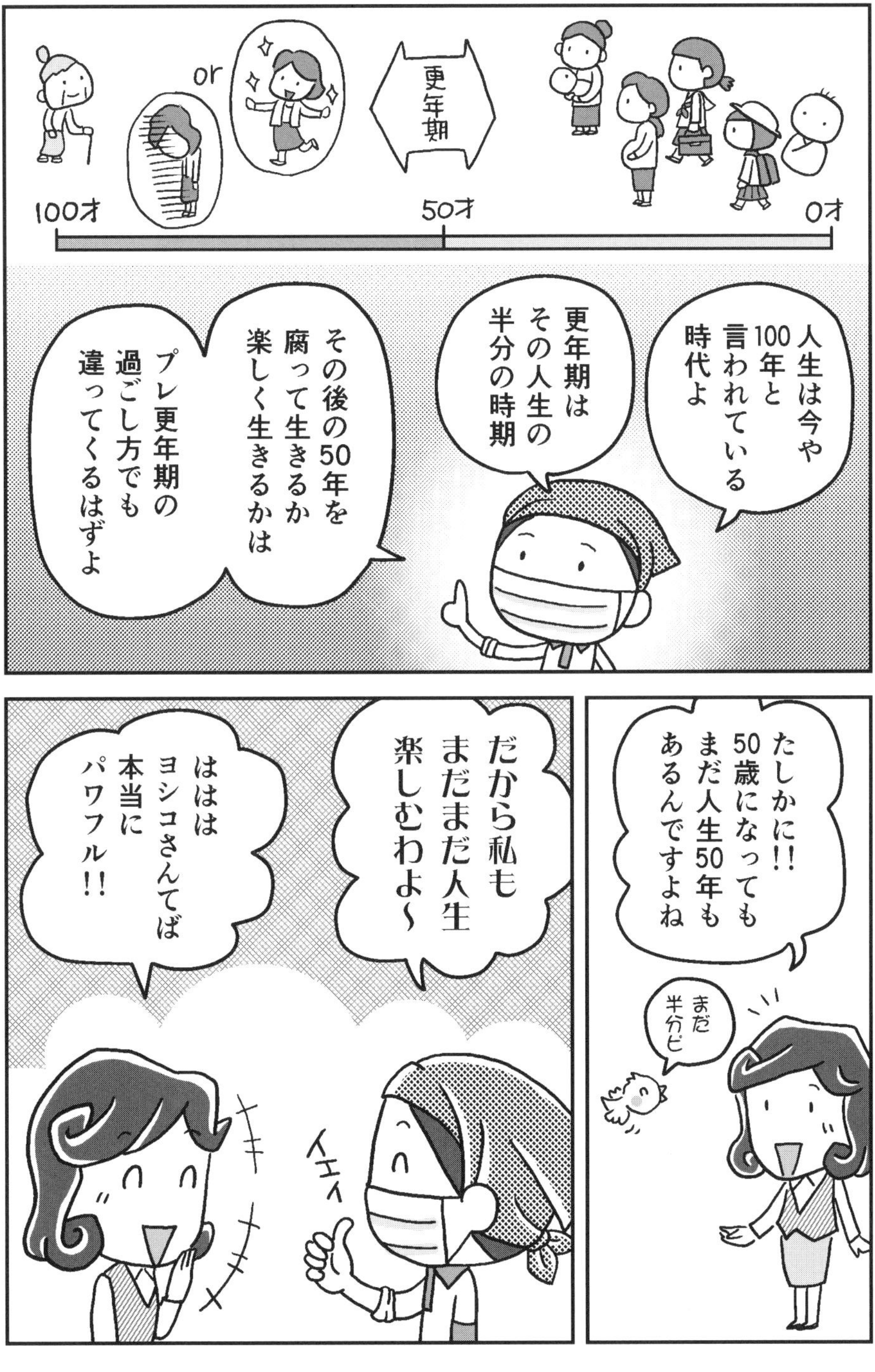

更年期
or
100才
50才
0才
人生は今や100年と言われている時代よ
更年期はその人生の半分の時期
その後の50年を腐って生きるか楽しく生きるかは
プレ更年期の過ごし方でも違ってくるはずよ
たしかに!! 50歳になってもまだ人生50年もあるんですよね
まだ半分ピ
だから私もまだまだ人生楽しむわよ～
イエイ
ははは ヨシコさんてば本当にパワフル!!

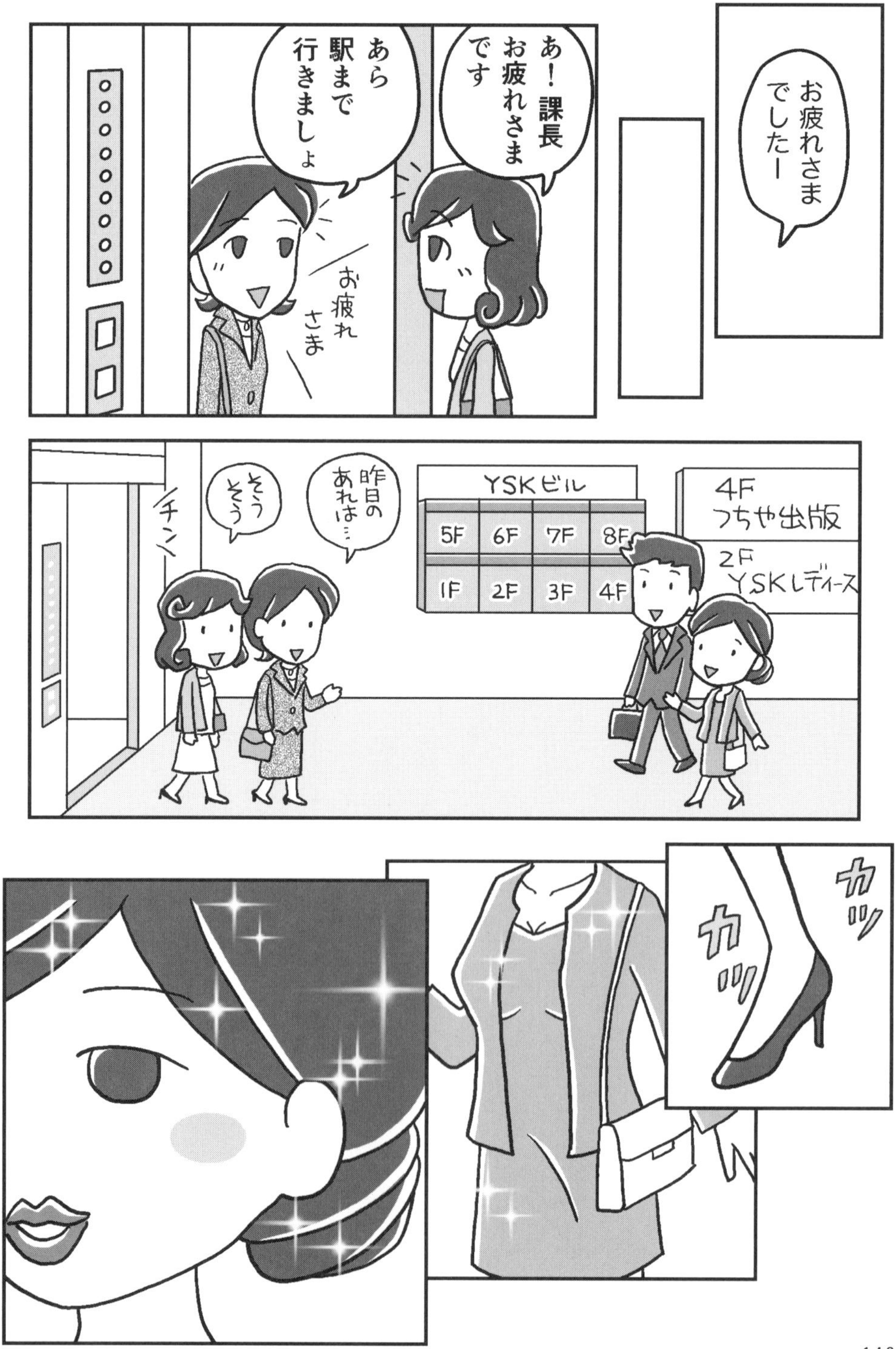
お疲れさまでしたー
あ！課長
お疲れさまです
あら
駅まで
行きましょ
お疲れさま
4F
つちや出版
2F
YSKレディース
YSKビル
5F 6F 7F 8F
1F 2F 3F 4F
昨日のあれは…
そうそう
チン
カッ
カッ

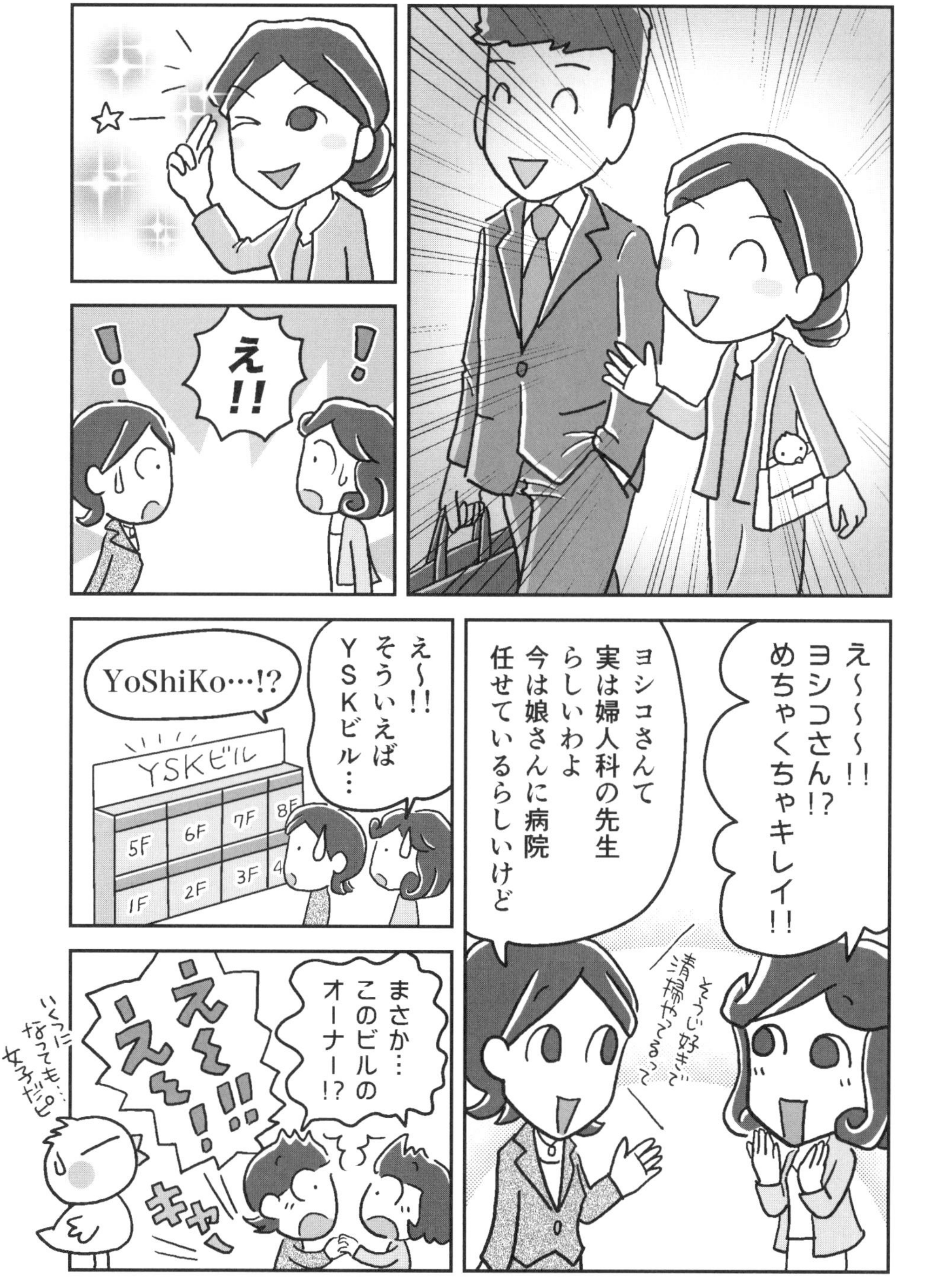
え!!
え〜〜〜!! ヨシコさん!? めちゃくちゃキレイ!!
ヨシコさんて 実は婦人科の先生 らしいわよ 今は娘さんに病院 任せているらしいけど
そうじ好きで清掃やってるって
え〜!! そういえば YSKビル…
YoShiKo…!?
YSKビル
8F 7F 6F 5F 4 3F 2F 1F
まさか… このビルの オーナー!?
え〜!! え〜!
キャ〜
いくつになっても… 女子だピ

対馬ルリ子（つしま・るりこ）

医療法人社団　ウィミンズ・ウェルネス
女性ライフクリニック銀座・新宿 理事長
産婦人科医師、医学博士
専門は周産期学、ウィメンズヘルス
1984年弘前大学医学部卒業、東京大学医学部産婦人科、都立墨東病院周産期センター医長を経て2002年ウィミンズ・ウェルネス銀座クリニック（現　対馬ルリ子女性ライフクリニック銀座）を開業。以来、女性のための総合医療（女性用ドックや検診、健康医療相談、産婦人科、乳腺科、内科、泌尿器科、皮膚科などのヘルスケアチームによる医療）を実践している。2003年に女性の心と体、社会とのかかわりを総合的にとらえ女性の生涯健康を支援するNPO法人女性医療ネットワークを設立 、全国約500名の女性医療者とともに、さまざまな情報発信、啓発活動、政策提言等を行っている。
主な著作は『女性ホルモンで世界一幸せになれる日本女性』（マガジンハウス）、『あなたも名医！ プライマリケア現場での女性診療』（日本医事新報社）、『女性のからだ ちょっとした不調をなくす本』（ぴあ株式会社）など多数。

参考文献
『つらい更年期障害をしっかり乗り越える方法』対馬ルリ子 著（ナショナル出版）／『女性ホルモンで世界一幸せになれる日本女性』対馬ルリ子 著（マガジンハウス）／『不調知らずでキレイを持続！　40歳からの女性ホルモンの高め方』対馬ルリ子 監修（PHP研究所）／『女性医学ガイドブック　更年期医療編　2014年度版』日本女性医学学会 編集（金原出版）／『ホントはコワイ更年期障害　35の対策』福田千晶 監修（日東書院）

Staff
マンガ・イラスト　河原ちょっと
編集協力　引田光江（グループONES）
　大勝きみこ
デザイン　八木孝枝
　大島歌織

その不調、すべて女性ホルモンの減少が原因かも！
プレ更年期1年生

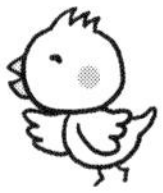

2019年6月25日　初版第1刷発行
2021年10月30日　初版第3刷発行

監　修　対馬ルリ子
発行者　佐藤 秀
発行所　株式会社 つちや書店
〒113－0023　東京都文京区向丘1－8－13
電話 03－3816－2071　FAX 03－3816－2072
HP http://tsuchiyashoten.co.jp/
E-mail info@tsuchiyashoten.co.jp
印刷・製本　日経印刷株式会社

落丁・乱丁は当社にてお取り替え致します。